Tabulae Psychiatricae
et Psychopharmacologicae

Tabulae Psychiatricae et Psychopharmacologicae

von
N. Matussek und H. Hippius

unter Mitarbeit von
K. Christiani und M. Naber-Bullinger

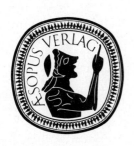

Aesopus Verlag

Anschriften der Autoren:

Professor Dr. Hanns Hippius
Nervenklinik der Universität München
Nußbaumstraße 7
8000 München 2

Professor Dr. Norbert Matussek
Nervenklinik der Universität München
Nußbaumstraße 7
8000 München 2

Priv.-Doz. Dr. med. Klaus Christiani
Neurologische Klinik der Universität Kiel
Niemannsweg 147
2300 Kiel

Dr. phil. Monika Naber-Bullinger
Institut für medizinische Psychologie
der Universität München
Schillerstraße 42
8000 München 2

Ausdrücklich wird darauf hingewiesen, daß sich trotz größter Sorgfalt bei Abfassung und Korrektur gerade bei Angaben über Dosis und Applikation bei einer derartigen Zusammenstellung Ungenauigkeiten einschleichen können. Jeder Leser wird daher aufgefordert, die den verwendeten Präparaten beigegebenen Beipackzettel, insbesondere für Dosierung und die Beachtung von Kontraindikationen in eigener Verantwortung zu überprüfen.

ISBN 3-87949-066-X

© 1984 by Aesopus Verlag GmbH, Basel, Wiesbaden
Alle Rechte, insbesondere das der Übersetzung in fremde Sprachen, vorbehalten.
Nachdruck, auch auszugsweise, nur mit ausdrücklicher Genehmigung des Verlages.

Die Wiedergabe von Gebrauchsnamen, Handelsnamen, Warenbezeichnungen usw. in diesem Werk berechtigt auch ohne besondere Kennzeichnung nicht zu der Annahme, daß solche Namen im Sinn der Warenzeichen- und Markenschutz-Gesetzgebung als frei zu betrachten wären und daher von jedermann benutzt werden dürfen.

Gesamtherstellung: Wiesbadener Graphische Betriebe GmbH, Wiesbaden

Vorbemerkung

Es mag überraschen, daß im vorliegenden Buch der Versuch unternommen wird, psychiatrisches Grundwissen in Tabellen zusammenzustellen. Auch wir waren anfangs der Ansicht, daß es allenfalls möglich sei, Informationen über Psychopharmaka in Tabellen darzustellen. So war es unser ursprünglicher Plan, „Tabulae pharmacopsychiatricae" zusammenzustellen. Bei der systematischen Durchsicht der Literatur auf brauchbare Tabellen über die psychiatrische Pharmakotherapie stießen wir jedoch zu unserer Überraschung auf unerwartet zahlreiche tabellarische Darstellungen allgemeinen psychiatrischen Wissens. So änderten wir unseren Plan und haben – vorbildlich unterstützt von Frau Dr. *M. Naber-Bullinger* – nun doch „Tabulae psychiatricae et psychopharmacologicae" zusammengestellt.

Selbstverständlich sind wir uns bewußt, daß weite Bereiche psychiatrischen Grundwissens überhaupt nicht in Tabellen darzustellen sind. Dennoch sind wir während unserer Arbeit zu der Ansicht gekommen, daß auch für das Gebiet der Psychiatrie ein Tabellen-Nachschlagewerk ein brauchbares Hilfsmittel sein kann. Die jetzt vorliegenden „Tabulae" sind ein erster Versuch. Sollten diese „Tabulae psychiatricae et psychopharmacologicae" Anklang finden und sich als nützlich für die tägliche praktische Arbeit erweisen, wird es eine reizvolle Aufgabe sein zu versuchen, auch über solche psychiatrischen Sachverhalte Tabellen zu erarbeiten, für die es bisher keine tabellarischen Darstellungen gibt. Wir wissen, daß wir bei dieser Auflage wahrscheinlich eine größere Zahl von Tabellen nicht berücksichtigt haben, die durchaus in dieser Tabellensammlung hätten berücksichtigt werden sollen. Deswegen können wir für die jetzt vorliegenden Tabellen keinerlei Anspruch auf Vollständigkeit erheben. Einige Bereiche der Psychiatrie (z. B. Forensische Psychiatrie) sind unberücksichtigt geblieben – für andere Gebiete (z. B. Kinder- und Jugendpsychiatrie) ist nur eine vor allem didaktisch konzipierte Übersichtstabelle aufgenommen worden. So ist die jetzt vorliegende durch Tabellen vermittelte Übersicht über die Psychiatrie in sich unausgewogen und lückenhaft.

Wir hoffen aber, daß die „Tabulae psychiatricae et psychopharmacologicae" sich in der praktischen Arbeit als ein nützliches Hilfsmittel bewähren werden. Wenn sich diese Hoffnung erfüllt, wird das für uns ein Ansporn sein, das Tabellenwerk so zu komplettieren, daß schließlich ein möglichst breiter, abgerundeter und in sich ausgewogener systematischer Überblick über die Psychiatrie vermittelt wird.

München, im Herbst 1983

N. Matussek und *H. Hippius*

Inhaltsverzeichnis

Vorbemerkung 1
Einleitung 7
Allgemeines zur psychiatrischen Diagnostik 8
Diagnosenschlüssel psychiatrischer Krankheiten der WHO 10
Psychopathologische Syndrome 16
Schema der multifaktoriellen Syndromgenese 17
Psychopathologische Symptome 18
Allgemeines zur psychiatrischen Therapie 20
Gruppen der Psychopharmaka 21
Schema des psychiatrischen Gesamtbehandlungsplans 22
Schizophrenie 23
    Erkrankungsrisiko an Schizophrenie 23
    Häufige Symptome und Klagen beim sogenannten „reinen Defekt" . 24
    Psychiatrische Diagnostik 25
    Forschungskriterien für die Diagnose Schizophrenie 26
Therapie mit Neuroleptika 27
    Klinische Grundwirkungen der Neuroleptika 27
    Untergruppen der Neuroleptika 28
    Richtlinien für die Auswahl eines Neuroleptikums 30
    Grundsätze der praktischen Durchführung und Dosierungsrichtlinien
      für die Therapie mit Neuroleptika 31
    Hoch und niedrig dosierte Neuroleptika 32
    Richtlinien für die Durchführung der neuroleptischen Langzeitbehandlung (Dauertherapie) 33
    Begleit-Medikation der neuroleptischen Therapie 33
    Wichtigste Nebenwirkungen der Neuroleptika 34
    Einige Faustregeln für den Umgang mit Neuroleptika 38
    Übersicht über Neuroleptika (Handelspräparate) 39
    Depot- oder Langzeitneuroleptika 43
    Umsetzen von Kurz- auf Langzeitneuroleptika 44
    Tabellarische Übersicht des klinisch-pharmakologischen Spektrums
      der Butyrophenone und Diphenylbutylpiperidine 44
    Neuroleptische Potenz verschiedener Neuroleptika bezogen auf Chlorpromazin $= 1$ 45
    Psychiatrische Nebenwirkungen durch Neuroleptika bei therapeutischer Dosierung 45
Depressionen 46
    Symptome der Depression und Manie 47
    Häufigkeit der verschiedenen Verlaufsformen der Cyclothymie . . 48
    Erkrankungsrisiko für manisch-depressive Psychosen 48
    Der Weg zu Diagnose und Therapie 49
    Sicherung der Diagnose eines depressiven Syndroms 50
    Nosologische Einordnung der Depressionszustände 50

Vorgehen bei der Suche nach dem syndromgenetischen (ätiologischen)
  Schwerpunkt eines depressiven Syndroms 51
Larvierte Depression (Schwerpunkte des Syndroms) 51
Organische Ursachen von Depressionen 52
Organische Ursachen von manischen und hypomanischen Symptomen 54
Suizidalität 55
Das präsuizidale Syndrom 55
Abschätzung der Suizidalität 56
Fragenkatalog zur Abschätzung der Suizidalität 57

Behandlung der Depressionen 58
Gesamtbehandlungsplan der Depression 58
Richtlinien für die Psychotherapie der Depression 58
Wann ist ein Antidepressivum indiziert? 59
Untergruppen der Antidepressiva 60
Darstellung der Wirkungsprofile der Antidepressiva 62
Drei-Komponenten-Schema 62
Grundsätze für die praktische Durchführung und Dosierungsrichtlinien
  für die Therapie mit Antidepressiva 63
Begleit-Medikation der antidepressiven Therapie 64
Unerwünschte Wirkungen von Antidepressiva 64
Besondere Therapie-Risiken der Antidepressiva bei verschiedenen
  Krankheiten 65
Akute Intoxikationen mit Antidepressiva durch Überdosierungen . . 66
Speisen und Pharmaka, die in Kombination mit Monoaminoxydase-
  Hemmern unverträglich sind 67
Praktisches Vorgehen bei unzureichendem Therapie-Erfolg 68
Wann sind Lithium-Salze indiziert? 69
Lithium-Präparate 69
Nebenwirkungen der Lithium-Behandlung 70
Kontraindikationen für Lithium 70
Therapievorschlag zur Lithium-Dauerbehandlung 71
Einige Faustregeln für den Umgang mit Antidepressiva 72
Übersicht über Antidepressiva (Handelspräparate) 73
Verwendungshäufigkeit der Antidepressiva (in %), Stand 1983 . . . 76

Angst 77
Schaubild 77
Quellen der Angst 78
Genese der Angstsyndrome 78
Angstsyndrome 79
Klassifikationsversuch klinischer Angstsyndrome 79
Angstverarbeitung 80
Organische Ursachen von Angstsyndromen 81

Therapie mit Tranquilizern (Anxiolytika) 82
Allgemeine Wirkungen der Tranquilizer 82
Untergruppen der Tranquilizer 82
Benzodiazepin-Tranquilizer 83

Praktische Hinweise zur Durchführung der Behandlung mit Benzo-
diazepin-Tranquilizern 84
Nebenwirkungen der Benzodiazepin-Tranquilizer 86
Akute Intoxikationen mit Benzodiazepinen 87
Therapeutische Maßnahmen bei akuter Benzodiazepin-Intoxikation . 87
Zum Problem der Abhängigkeit von Benzodiazepin-Tranquilizern . . 88
Bedeutung der Halbwertzeit der Benzodiazepin-Tranquilizer 89
Einige Faustregeln für den Umgang mit Benzodiazepin-Tranquilizern 90
Übersicht über Tranquilizer (Handelspräparate) 91
Neuroleptika in der Dosierung als Tranquilizer........... 92
Eliminationshalbwertzeit von Benzodiazepinen 93

Alkohol — Medikamente — Rauschmittel 94
Mißbrauch — Abhängigkeit — Sucht 94
Kurzfragebogen für Alkoholgefährdete 95
Alkoholikertypen nach Jellinek 96
Entstehungsbedingungen des Alkoholismus 97
Verlaufskurve der Alkoholsucht und ihrer Überwindung 97
Drogentypen: Intoxikation und chronischer Mißbrauch 98
Psychostimulantien 99
Ursachen für ein Delir 100

Somatisch bedingte psychische Störungen 101
Klassifikation organisch bedingter psychopathologischer Syndrome
nach Verlauf (Reversibilität) und Symptomatologie 101
Klassifikation organisch bedingter psychopathologischer Syndrome
aufgrund von neurologischen, intern-medizinischen und Laborbefunden 102
Somatische Untersuchungen bei Verdacht auf die somatische Bedingtheit psychischer Störungen 103
Zerebrale Gefäßkrankheiten 104
Laboratoriumsuntersuchungen zur Diagnose organischer Gehirnerkrankungen 105

Schlafstörungen 107
Unterteilung der Schlafstörungen 108
Symptome bei der Hyposomnie im Schlafpolygramm 109
Diagnostische Klassifikation der Hyposomnie 110
Vorgehen bei Schlafstörungen allgemein 110
Übersicht über Schlafmittel (Handelspräparate).......... 111

Krampfanfälle — Epilepsie 114
Synopsis epileptischer Anfallsbilder 114
Anfallsleiden 120
Nicht altersgebundene epileptische Anfälle 120
Altersgebundene kleine Anfälle................ 122
Häufigste Ursachen epileptischer Anfälle 124

Therapie mit Antiepileptika 125
Einleitung 125
Indikation 125
Allgemeine Richtlinien 126

Wirkungsmechanismus 126
Begleiterscheinungen 127
Hormonelle Kontrazeption, Schwangerschaft und Geburt 127
Therapieüberwachung 128
Behandlung des Status epilepticus 129
Therapie anderer Anfallsformen 130
Übersicht über Antileptika (Handelspräparate) 130
  Antileptika I. Ordnung 130
  Antileptika II. Ordnung 135
  Kombinationspräparate 136

Generelle Gesichtspunkte der Kinder- und Jugendpsychiatrie 137

Zusammenfassende Übersichten zur Therapie mit Psychopharmaka 139
  Akute Erregungszustände und ihre Therapie 139
  Medikamentöse Behandlung verschiedener körperlicher Beschwerden 141
  Psychopharmaka in der Inneren Medizin 142
  Psychopharmaka in der Chirurgie 151
  Psychopharmaka in der Pädiatrie 155
  Pharmakologische Wirkprinzipien bei Therapie extrapyramidal-motorischer Hyperkinesen 157
  Neuropsychopharmaka
    bei extrapyramidal-motorischen Hyperkinesen 158
    bei Tremor und Myoklonien 159
    bei Narkolepsie 159
    bei neurovegetativen Störungen 160
    bei Schmerzzuständen 161
    in der Anaesthesiologie 162
  Interferenzliste psychotrop wirkender Substanzen 164
  Symptomatik und Therapie der Intoxikationen mit psychotropen Pharmaka 166
  Begleitwirkungen und Komplikationen bei der Therapie mit Psychopharmaka — Somatische Begleitwirkungen 170
  Vegetative Begleitwirkungen verschiedener Psychopharmaka-Gruppen 172
  Neurologische Begleitwirkungen 174
  Psychische Begleitwirkungen 176

Anleitung zur Abfassung einer psychiatrischen Krankengeschichte 180
  Krankengeschichte 180

Einleitung

Im Ausgang des 18. und im Verlauf des 19. Jahrhunderts setzte sich allgemein die Erkenntnis durch, daß *psychische Störungen auf Krankheiten beruhen können* und daß deswegen der Umgang mit psychisch Gestörten eine *ärztliche Aufgabe* ist. Seither gehört die Psychiatrie als eigenständige Disziplin zur Medizin und entwickelte sich im Kontakt zu den übrigen Fachdisziplinen der Heilkunde. Trotz dieser Integration der Psychiatrie in die Medizin blieb zwischen den übrigen medizinischen Fächern und der Psychiatrie eine Kluft, die vielfältige, im Laufe der Zeit in ihrem Gewicht wechselnde Gründe hatte. Diese Kluft ist bis heute noch nicht völlig überwunden worden.

Einer der Gründe dafür, daß die Psychiatrie immer etwas getrennt von den übrigen klinischen Fächern blieb, lag darin, daß dieses Fach bis in das 20. Jahrhundert hinein ein rein „diagnostisches Fach" blieb — es standen keine Behandlungsmethoden zur Verfügung, die einer kritischen Überprüfung ihrer Wirksamkeit standgehalten hätten.

Das hat sich in den letzten Jahrzehnten geändert. Bei Ärzten aller medizinischen Disziplinen — insbesondere bei den in der Praxis tätigen Allgemeinärzten — ist das Interesse an psychotherapeutischen Behandlungsmethoden geweckt worden. Außerdem sind durch die Entdeckung der modernen Psychopharmaka Möglichkeiten einer Therapie, z. B. der endogenen Psychosen, aufgezeigt worden, die es auch dem Nicht-Psychiater erlauben, Behandlungen bei solchen Krankheiten zu übernehmen.

Immer mehr Patienten mit z. B. Angst- oder Verstimmungszuständen, mit Schlafstörungen oder Erschöpfungszuständen, mit Antriebs- oder Konzentrationsstörungen suchen jetzt auch den Nicht-Psychiater auf.

Diese Tabellensammlung ist als Hilfe für die niedergelassenen Ärzte aller Fachdisziplinen gedacht, die Patienten mit psychischen Störungen in ihrer Praxis sehen und die diese Patienten auch behandeln möchten.

Die vorliegenden „Tabulae" sollen eine Hilfe einerseits bei der Diagnosefindung und andererseits bei den Überlegungen zur Festlegung eines Behandlungsplans sein. Für Ärzte ohne spezielle psychiatrische oder psychotherapeutische Weiterbildung sind nun vor allem durch die seit 30 Jahren zur Verfügung stehenden Psychopharmaka sehr weitreichende Möglichkeiten eröffnet worden, sachgerechte Behandlungen bei psychisch Kranken durchzuführen. Deswegen sind in dieses Tabellenwerk sehr viele Informationen über Psychopharmaka aufgenommen worden. Der Psychopharmaka verschreibende Arzt muß über gute Kenntnisse von den therapeutischen Wirkungen sowie den unerwünschten Nebenwirkungen und Risiken der verschriebenen Psychopharmaka verfügen. Er muß die Indikationsgebiete und Kontraindikationen der wichtigsten Medikamentengruppen kennen. Wenn man bedenkt, daß z. B. in der „Roten Liste" mehr als 200 verschiedene Präparate (Psychopharmaka und Hypnotika) aufgeführt werden, die zur Verschreibung bei psychiatrischen Patienten in Betracht kommen, versteht man unmittelbar, wie notwendig Richtlinien und Leitsätze für einen sachgerechten Umgang mit diesen Medikamenten sind.

Die „Tabulae psychiatricae et psychopharmacologicae" sollen als erste und schnelle Orientierungshilfe dienen. Hoffentlich regen sie auch zur Lektüre von weiterführender psychiatrischer Literatur an.

Allgemeines zur psychiatrischen Diagnostik

Ausgangspunkt des zur nosologischen Diagnose des Einzelfalles führenden diagnostischen Prozesses ist die psychopathologische Querschnittssymptomatik (Symptome, Syndrome). Psychopathologische Symptome sind Abweichungen im **Verhalten** und/oder **Befinden** und/oder **Erleben** eines Menschen „im Vergleich zu gesunden Tagen" oder „im Vergleich zu anderen, gesunden Menschen".
Ausgehend vom psychologischen Erscheinungsbild (Syndrom) gelangt man unter Berücksichtigung von Verlaufsaspekten, internistisch-neurologischen Befunden, Laborbefunden sowie unter Würdigung der gesamten Vorgeschichte zur **Diagnose**.
Um verstehen zu können, was nach dem heutigen Kenntnisstand der wissenschaftlichen Psychiatrie konzeptionell unter einer psychiatrischen **Diagnose,** einer psychiatrischen Krankheit, zu verstehen ist, müssen einige Erläuterungen gegeben werden.
Die wissenschaftliche Psychiatrie des vorigen Jahrhunderts hatte sich mit Blick auf die übrigen medizinischen Disziplinen auch das *Konzept der Krankheitseinheiten* zu eigen gemacht. Man ging deswegen für lange Zeit davon aus, daß die Gesamtheit aller psychischen Auffälligkeiten aus verschiedenen, gegeneinander abgrenzbaren psychiatrischen Krankheitseinheiten besteht, die — jede für sich — gekennzeichnet seien durch *eine Ursache*, eine in der Ursache wurzelnde *Pathogenese*, ein typisches psychopathologisches *Erscheinungsbild*, gleichartigen *Verlauf* und gleichartigen *Ausgang*. Dieses Konzept der psychiatrischen Krankheitseinheiten — für dessen Richtigkeit immer das Beispiel der progressiven Paralyse ins Feld geführt wurde — ist zu revidieren: Psychopathologisch gleichartige Krankheitsbilder können auf völlig verschiedene Ursachen zurückzuführen sein — bei gleichartigen Ursachen kann es zu sehr verschiedenen psychopathologischen Krankheitsbildern kommen. Aber auch in einem weiteren Punkt ist das Konzept der Krankheitseinheiten zu revidieren: Psychiatrische Krankheitsbilder sind nur in Ausnahmefällen auf jeweils nur *eine* Ursache zurückzuführen. Es zeigt sich, daß es fast immer das *Zusammenspiel mehrerer Ursachen* bzw. *Bedingungsfaktoren* ist, das dann letztlich zu psychopathologischen Auffälligkeiten führt. Damit ist an die Stelle der Annahme einer monokausalen Verursachung psychischer Störungen die Auffassung von der *multifaktoriellen Syndromgenese* getreten, der man nur mit einer *mehrdimensionalen Diagnostik* gerecht werden kann.
Als Kategorien für Ursachen-Faktoren müssen in jedem Einzelfall bei der syndromgenetischen Analyse berücksichtigt werden:

1. Charakter-Faktoren,
2. Intelligenz-Faktoren,
3. Hereditäre Faktoren, die zur Manifestation sog. endogener Psychosen disponieren.
   (1.—3. können zusammengefaßt werden als „Anlage-Faktoren" [III]).
4. Biographische Faktoren (II).
   (Zwischen den biographischen und den Charakter-Faktoren besteht natürlich eine das ganze Leben durchziehende intensive Wechselwirkung.)
5. Umwelt-Faktoren (einschl. sozialer Faktoren) (I).
6. Organische Krankheits-Faktoren (äußere Noxen, somatisch faßbare Krankheits-Faktoren) (IV).

Zur systematischen syndromgenetischen Analyse muß überprüft werden, ob und aus welchen Kategorien einzelne Ursachen-Faktoren für die Verursachung der beobachteten psychopathologischen Symptomatik in Betracht kommen.

Bei jedem einzelnen Patienten muß die Durchleuchtung der Syndromgenese immer darauf abzielen, möglichst viele der überhaupt in Betracht kommenden *Bedingungsfaktoren* zu erfassen. Dann wird sich der Untersucher aber auch Rechenschaft darüber ablegen, welcher oder welche der verschiedenen Bedingungsfaktoren im Rahmen der Syndromgenese die *ausschlaggebende* Rolle spielen. Mit diesem diagnostischen Schritt wird versucht, die Hierarchie der Bedingungsfaktoren, deren unterschiedliche Bedeutung für die Syndromgenese abzuschätzen; man schafft damit gleichzeitig die Voraussetzung für eine *nosologische Diagnostik*.

Der Untersucher stellt sich zur Beurteilung des Einzelfalls verschiedene Fragen:

1. Sind die beobachteten psychischen Auffälligkeiten letztlich als psychische Reaktionen auf Erlebtes aufzufassen?
2. Oder könnten die beobachteten psychopathologischen Symptome eher Ausdruck einer endogenen Psychose (einer Schizophrenie oder einer manisch-depressiven Krankheit) sein?
3. Sind die festgestellten psychopathologischen Symptome primär auf eine körperliche Grundkrankheit zurückzuführen?
4. Oder sind die psychischen Auffälligkeiten letztlich Ausdruck der Persönlichkeitsveranlagung (z. B. des Charakters) des Patienten?

Die Antwort auf diese Fragen ist der Ausgangspunkt für eine nosologische Diagnose. Die Hauptzielrichtungen dieser vier Fragen kennzeichnen nämlich die großen Hauptgruppen psychiatrischer Krankheiten, denen alle *nosologischen Diagnosen* im Rahmen der heute allgemein anerkannten *psychiatrischen Systematik* (ICD = International Classification of Diseases: Diagnosenschlüssel psychiatrischer Krankheiten) zugeordnet werden können.

Diagnosenschlüssel psychiatrischer Krankheiten der WHO, 9. Revision der ICD

Psychosen 290—299

Organische Psychosen 290—294

290 Senile und präsenile organische Psychosen
.0 Einfache senile Demenz
.1 Präsenile Demenz
.2 Senile Demenz mit depressivem oder paranoidem Erscheinungsbild
.3 Senile Demenz mit akutem Verwirrtheitszustand
.4 Arteriosklerotische Demenz
.8 Andere senile und präsenile organische Psychosen

291 Alkoholpsychosen
.0 Delirium tremens
.1 Alkoholisches Korsakow-Syndrom (Korsakow-Psychose)
.2 Andere Alkoholdemenz
.3 Alkohol-Halluzinose
.4 Pathologischer Rausch
.5 Alkoholischer Eifersuchtswahn
.8 Andere Alkoholpsychosen
.9 Nicht näher bezeichnete Alkoholpsychosen

292 Drogenpsychosen
.0 Drogenentzugssyndrom
.1 Drogeninduzierte paranoide und/oder halluzinatorische Zustandsbilder
.2 Pathologischer Drogenrausch
.8 Andere Drogenpsychosen
.9 Nicht näher bezeichnete Drogenpsychosen

293 Vorübergehende organische Psychosen (akute exogene Reaktionstypen)
.0 Akuter „Verwirrtheitszustand"
.1 Subakuter „Verwirrtheitszustand"
.8 Andere vorübergehende organische Psychosen
.9 Nicht näher bezeichnete vorübergehende organische Psychosen

294 Andere (chronische) organische Psychosen
.0 (Nichtalkoholische) Korsakow-Psychose oder Korsakow-Syndrom
.1 Demenz bei an anderer Stelle klassifizierten Krankheitsbildern
.8 Andere (chronische) organische Psychosen
.9 Nicht näher bezeichnete (chronische) organische Psychosen

Andere Psychosen 295—299

295 Schizophrene Psychosen
  .0 Schizophrenia simplex
  .1 Hebephrene Form
  .2 Katatone Form
  .3 Paranoide Form
  .4 Akute schizophrene Episode
  .5 Latente Schizophrenie
  .6 Schizophrene Rest- und Defektzustände
  .7 Schizoaffektive Psychose
  .8 Andere Schizophrenieformen
  .9 Nicht näher bezeichnete Schizophrenieformen

296 Affektive Psychosen
  .0 Endogene Manie, bisher nur monopolar
  .1 Endogene Depression, bisher nur monopolar
  .2 Manie im Rahmen einer zirkulären Verlaufsform einer manisch-depressiven Psychose
  .3 Depression im Rahmen einer zirkulären Verlaufsform einer manisch-depressiven Psychose
  .4 Mischzustand im Rahmen einer zirkulären Verlaufsform einer manisch-depressiven Psychose
  .5 Zirkuläre Verlaufsform einer manisch-depressiven Psychose ohne Angaben über das vorliegende Zustandsbild
  .6 Andere und nicht näher bezeichnete manisch-depressive Psychosen
  .8 Andere affektive Psychosen
  .9 Nicht näher bezeichnete affektive Psychosen

297 Paranoide Syndrome
  .0 Einfache paranoide Psychose
  .1 Paranoia
  .2 Paraphrenie
  .3 Induzierte Psychose
  .8 Andere paranoide Syndrome
  .9 Nicht näher bezeichnete paranoide Syndrome

298 Andere nichtorganische Psychosen
  .0 Reaktive depressive Psychose
  .1 Reaktiver Erregungszustand
  .2 Reaktiver Verwirrtheitszustand
  .3 Akute paranoide Reaktion
  .4 Psychogene Psychose mit paranoider Symptomatik
  .8 Andere nicht näher bezeichnete reaktive Psychosen
  .9 Nicht näher bezeichnete Psychose

299 Typische Psychosen des Kindesalters
  .0 Frühkindlicher Autismus
  .1 Desintegrative Psychose
  .8 Andere Psychosen des Kindesalters
  .9 Nicht näher bezeichnete Psychosen des Kindesalters

**Neurosen, Persönlichkeitsstörungen (Psychopathien)
und andere nichtpsychotische psychische Störungen 300—316**

300 Neurosen
.0 Angstneurose
.1 Hysterische Neurose
.2 Phobie
.3 Zwangsneurose
.4 Neurotische Depression
.5 Neurasthenie
.6 Neurotisches Depersonalisationssyndrom
.7 Hypochondrische Neurose
.8 Andere Neurosen
.9 Nicht näher bezeichnete Neurosen

301 Persönlichkeitsstörungen (Psychopathien, Charakterneurosen)
.0 Paranoide Persönlichkeit
.1 Zyklothyme (thymopathische) Persönlichkeit
.2 Schizoide Persönlichkeit
.3 Erregbare Persönlichkeit
.4 Anakastische Persönlichkeit
.5 Hysterische Persönlichkeit
.6 Asthenische Persönlichkeit
.7 Persönlichkeitsstörung mit vorwiegend soziopathischem oder asozialem Verhalten
.8 Andere Persönlichkeitsstörungen
.9 Nicht näher bezeichnete Persönlichkeitsstörungen

302 Sexuelle Verhaltensabweichungen und Störungen
.0 Homosexualität
.1 Sodomie
.2 Pädophilie
.3 Transvestismus
.4 Exhibitionismus
.5 Transsexualität
.6 Störungen der psychosexuellen Identität
.7 Frigidität und Impotenz
.8 Andere sexuelle Verhaltensabweichungen und Störungen
.9 Nicht näher bezeichnete sexuelle Verhaltensabweichungen und Störungen

303 Alkoholabhängigkeit

304 Medikamenten-/Drogenabhängigkeit
.0 Morphintyp
.1 Barbiturattyp
.2 Kokain
.3 Cannabis
.4 Amphetamintyp und andere Psychostimulantien
.5 Halluzinogene

.6 Abhängigkeit von anderen Medikamenten/Drogen
.7 Polytoxikomanie einschließlich des Morphintyps
.8 Politoxikomanie ohne Morphintyp
.9 Nicht näher bezeichnete Medikamenten-/Drogenabhängigkeit

305 Drogen- und Medikamentenmißbrauch ohne Abhängigkeit
.0 Alkoholmißbrauch
.1 Nikotinmißbrauch
.2 Cannabismißbrauch
.3 Halluzinogenmißbrauch
.4 Mißbrauch von Barbituraten und Tranquilizern
.5 Mißbrauch vom Morphintyp
.6 Mißbrauch vom Amphetamintyp
.8 Mißbrauch von Antidepressiva
.9 Anderer, kombinierter und nicht näher bezeichneter Medikamenten-/Drogenmißbrauch

306 Körperliche Funktionsstörungen psychischen Ursprungs
.0 Muskulatur und Skelettsystem
.1 Atmungsorgane
.2 Herz- und Kreislaufsystem
.3 Haut
.4 Magen-Darm-Trakt
.5 Urogenitalsystem
.6 Endokrines System
.7 Sinnesorgane
.8 Andere funktionelle Störungen psychischen Ursprungs
.9 Nicht näher bezeichnete funktionelle Störungen psychischen Ursprungs

307 Spezielle, nicht anderweitig klassifizierbare Symptome oder Syndrome
.0 Stammeln und Stottern
.1 Anorexia nervosa
.2 Ticks
.3 Wiederholte stereotype Bewegungen
.4 Spezifische Schlafstörungen
.5 Andere und nicht näher bezeichnete Eßstörungen
.6 Enuresis
.7 Enkopresis
.8 Psychalgie
.9 Andere und nicht näher bezeichnete spezifische Symptome oder Syndrome, die nicht anderweitig klassifiziert werden können

308 Psychogene Reaktion (akute Belastungsreaktion)
.0 Akute Belastungsreaktion mit vorherrschender emotionaler Störung
.1 Akute Belastungsreaktion mit vorherrschender Bewußtseinsstörung
.2 Akute Belastungsreaktion mit vorherrschender psychomotorischer Störung
.3 Andere akute Belastungsreaktion
.4 Mischformen
.9 Nicht näher bezeichnete akute Belastungsreaktion

309   Psychogene Reaktion (Anpassungsstörung)
  .0 Kurzdauernde depressive Reaktion
  .1 Länger dauernde depressive Reaktion
  .2 Anpassungsstörung mit vorwiegend emotionaler Symptomatik
  .3 Anpassungsstörung vorwiegend im Sozialverhalten
  .4 Anpassungsstörung im Sozialverhalten mit emotionaler Symptomatik
  .8 Andere Anpassungsstörungen
  .9 Nicht näher bezeichnete Anpassungsstörungen
310   Spezifische nichtpsychotische Störungen nach Hirnschädigungen
  .0 Frontalhirnsyndrom
  .1 Intelligenz- oder Persönlichkeitsveränderung anderer Typologie
  .2 Postkontusielles Syndrom
  .8 Andere spezifische nichtpsychotische Störungen nach Hirnschädigungen
  .9 Nicht näher bezeichnete spezifische, nichtpsychotische psychische Störungen nach Hirnschädigungen
311   Anderweitig nicht klassifizierbare depressive Zustandsbilder
312   Anderweitig nicht klassifizierbare Störungen des Sozialverhaltens
  .0 Störungen des Sozialverhaltens mit Sozialisation (ohne Gruppe)
  .1 Störungen des Sozialverhaltens mit Sozialisation (in Gruppe)
  .2 Störungen des Sozialverhaltens mit Zwangscharakter
  .3 Störungen des Sozialverhaltens mit emotionaler Symptomatik
  .8 Andere Störungen des Sozialverhaltens
  .9 Nicht näher bezeichnete Störungen des Sozialverhaltens
313   Spezifische emotionale Störungen des Kindes- und Jugendalters
  .0 Mit Angst und Furchtsamkeit
  .1 Mit Niedergeschlagenheit und Unglücklichsein
  .2 Mit Empfindsamkeit, Scheu und Abkapselung
  .3 Mit Beziehungsschwierigkeiten
  .8 Andere oder Mischformen
  .9 Nicht näher bezeichnete spezifische emotionale Störungen des Kindes- und Jugendalters
314   Hyperkinetisches Syndrom des Kindesalter
  .0 Störungen von Aktivität und Aufmerksamkeit
  .1 Hyperkinetisches Syndrom mit Entwicklungsrückstand
  .2 Hyperkinetisches Syndrom mit Störung des Sozialverhaltens
  .8 Andere hyperkinetische Syndrome des Kindesalters
  .9 Nicht näher bezeichnete hyperkinetische Syndrome des Kindesalters
315   Umschriebene Entwicklungsrückstände
  .0 Umschriebene Lese-Rechtschreibschwäche
  .1 Umschriebene Rechenschwäche
  .2 Andere umschriebene Lernschwächen
  .3 Umschriebener Rückstand in der Sprech- und Sprachentwicklung
  .4 Umschriebener Rückstand in der motorischen Entwicklung
  .5 Mischform
  .8 Andere umschriebene Entwicklungsrückstände
  .9 Nicht näher bezeichnete umschriebene Entwicklungsrückstände

316 Anderweitig klassifizierte Erkrankungen, bei denen psychische Faktoren eine Rolle spielen (psychosomatische Erkrankungen im engeren Sinne)

Oligophrenien 317—319

317 Leichter Schwachsinn

318 Andere Ausprägungsgrade des Schwachsinns
 .0 Deutlicher Schwachsinn
 .1 Schwerer Schwachsinn
 .2 Hochgradiger Schwachsinn

319 Nicht näher bezeichneter Schwachsinn

R. Degkwitz, H. Helmchen, G. Kockott, W. Mombour, Springer, Berlin, Heidelberg, New York 1980

Psychopathologische Syndrome

1. Bewußtseinsstörungen
2. Rausch
3. Dämmerzustand
4. Verwirrtheitszustand
5. Delir
6. Intelligenzstörungen
7. Gedächtnisstörungen
8. Wesensänderung
9. Depressives Syndrom
10. Dysphorisches Syndrom
11. Angst-Syndrom
12. Phobisches Syndrom
13. Zwangs-Syndrom
14. Hysterisches Syndrom
15. Gehemmt-apathisches Syndrom
16. Neurasthenisches Syndrom
17. Autistisches Syndrom
18. Manisches Syndrom
19. Erregungszustand
20. Depersonalisations-Syndrom
21. Derealisations-Syndrom
22. Hypochondrisches Syndrom
23. Syndrom der Wahnstimmung
24. Paranoides Syndrom
25. Halluzinatorisches Syndrom
26. Dissoziales Syndrom
27. Süchtiges Verhalten
28. Syndrome abweichenden Sexualverhaltens
29. Suizidalität
30. Syndrom der gestörten körperlichen Befindlichkeit ohne gleichzeitige psychopathologische Auffälligkeiten

In Anlehnung an *H. Franke, H. Hippius:* Geriatrie, Psychiatrie. Springer, Berlin, Heidelberg, New York 1979

Schema der multifaktoriellen Syndromgenese

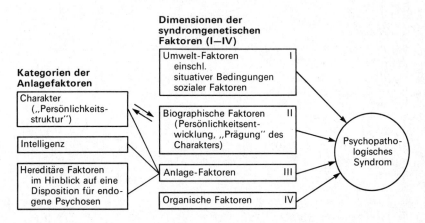

H. Franke, H. Hippius: Geriatrie, Psychiatrie. Springer, Berlin, Heidelberg, New York 1979

Psychopathologische Symptome

(in Anlehnung an den AMDP-Dokumentationsbeleg
„Psychischer Befund")

Bewußtseinsstörungen

B-Verminderung
B-Trübung
B-Einengung
B-Verschiebung

Orientierungsstörung

zeitlich
örtlich
situativ
über die eigene Person

Aufmerksamkeits- und Gedächtnisstörung

Auffassungsstörungen
Konzentrationsstörungen
Merkfähigkeitsstörungen
Gedächtnisstörungen
Konfabulationen
Paramnesien

Formale Denkstörung

gehemmt
verlangsamt
umständlich
eingeengt
perseverierend
Grübeln
Gedankendrängen
ideenflüchtig
Vorbeireden
gesperrt/Gedankenabreißen
inkohärent/zerfahren
Neologismen

Befürchtungen und Zwänge

Mißtrauen
Hypochondrie (nicht wahnhaft)
Phobien
Zwangsdenken
Zwangsimpulse
Zwangshandlungen

Wahn

W.-Stimmung
W.-Wahrnehmung
W.-Einfall
W.-Gedanken
systemat. Wahn
W.-Dynamik
Beziehungswahn
Beeinträchtigungs- und Verfolgungswahn
Eifersuchtswahn
Schuldwahn
Verarmungswahn
hypochondr. Wahn
Größenwahn
andere Wahninhalte

Sinnestäuschungen

Illusionen
Stimmenhören
andere akust. Halluzinationen
optische Halluzinationen
Körperhalluzinationen
Geruchs-/Geschmackshalluzinationen

Ich-Störungen

Derealisation
Depersonalisation
Gedankenausbreitung
Gedankenentzug
Gedankeneingebung
andere Fremdbeeinflussungs-
Erlebnisse

Störungen der Affektivität

ratlos
Gefühl der Gefühllosigkeit
affektarm
Störung der Vitalgefühle
deprimiert
hoffnungslos
ängstlich
euphorisch
dysphorisch
gereizt
innerlich unruhig
klagsam/jammerig
Insuffizienzgefühle
gestörte Selbstwertgefühle
Schuldgefühle
Verarmungsgefühle
ambivalent
Parathymie
affektlabil
affektinkontinent
affektstarr

Antriebs- und psychomotorische Störungen

antriebsarm
antriebsgehemmt
antriebsgesteigert
motorisch unruhig

Befundunsicherheit

Parakinesen
maniriert/bizarr
theatralisch
mutistisch
logorrhoisch

Circadiane Besonderheiten

morgens schlechter
abends schlechter
abends besser

Andere Störungen

sozialer Rückzug
soziale Umtriebigkeit
Aggressivität
Suizidalität
Selbstbeschädigung
Mangel an Krankheitsgefühl
Mangel an Krankheitseinsicht
Ablehnung der Behandlung
pflegebedürftig

D. Bobon, V. Baumann, J. Angst, H. Helmchen, H. Hippius (Eds.): AMDP-System in Pharmacopsychiatry – Modern Problems of Pharmacopsychiatry, Vol. 20. Karger, Basel, München, Paris, London, New York, Tokyo, Sydney 1983

Allgemeines zur psychiatrischen Therapie

Ausgangspunkt für die Festlegung eines psychiatrischen Behandlungsplans muß in jedem Einzelfall die **Diagnose** sein. Wenn eine nosologische Diagnose nun aber in Verbindung mit dem Konzept der Monokausalität psychiatrischer Krankheiten zur Grundlage therapeutischer Entscheidungsprozesse gemacht würde, so bestünde Gefahr, daß die Behandlung der Patienten immer nur „einspurig" wäre. So würden z. B. Patienten mit endogenen Psychosen nur mit Psychopharmaka, Patienten mit psychogenen Störungen „rein" psychotherapeutisch und Patienten mit körperlich begründbaren psychischen Störungen womöglich nur mit einer internistischen Therapie behandelt. Solche Behandlungen werden jedoch dem **Konzept der multifaktoriellen Syndromgenese** nicht gerecht!

Bei der Aufstellung eines individuellen Behandlungsplans sollte die nosologische Diagnose zwar zur Grundlage für die Entscheidung über den *Therapie-Schwerpunkt* gemacht werden. Im übrigen muß aber in jedem individuellen Behandlungsplan das Ergebnis der multifaktoriellen Interpretation der Syndromgenese des Einzelfalls zum Ausdruck kommen. Das bedeutet, daß verschiedene Behandlungsmöglichkeiten miteinander kombiniert und verzahnt werden müssen − ohne daß daraus unreflektierte Polygragmasie erwachsen darf!

Über den *spezifischen Ansatzpunkt der Therapie* (Therapie-Schwerpunkt) hinaus (z. B. Psychotherapie bei psychogenen Störungen; internistische Therapie bei körperlich begründbaren psychischen Störungen; Psychopharmaka vom Typ der Neuroleptika oder Antidepressiva bei endogenen Psychosen) sollten in einen *Gesamtbehandlungsplan* immer auch die anderen Therapie-Prinzipien und schließlich auch unspezifische Therapie-Faktoren (von soziotherapeutischen bis hin zu physiotherapeutischen Ansätzen) integriert werden.

So wird die nosologische Diagnose im Zusammenhang mit der Auffassung der multifaktoriellen Bedingtheit psychiatrischer Krankheit zum Ausgangspunkt für einen dem diagnostischen nachfolgenden zweiten Entscheidungsprozeß über die für den Einzelfall zweckmäßigste Therapie (**differentialtherapeutischer Entscheidungsprozeß**).

Wenn aufgrund der nosologischen Diagnose die grundsätzliche primäre Entscheidung gefallen ist, daß (z. B. bei endogenen Psychosen) Psychopharmaka das Kernstück darstellen müssen, dann hängt die Auswahl des Pharmakons von mehreren Überlegungen ab. Hierzu geht man primär von der nosologischen Diagnose aus (z. B. Entscheidung, ob Neuroleptika oder Antidepressiva eingesetzt werden sollen), und entscheidet dann unter Berücksichtigung der Zielsymptome, welches spezielle Medikament (z. B. aus der Gruppe der Antidepressiva) verordnet werden soll. So hängt es vom Syndrom bzw. vom psychopathologischen Kontext z. B. einer endogenen Depression ab, ob bei einer gehemmten Depression ein antriebsförderndes oder aber bei einer agitierten Depression ein dämpfendes Antidepressivum ausgewählt wird.

So verläuft der differentialtherapeutische Entscheidungsprozeß von der nosologischen Diagnose unter Beachtung des Syndroms bis hin zur Berücksichtigung einzelner psychopathologischer Zielsymptome. Wenn der primäre diagnostische Prozeß (s. vorausgehender Abschnitt) also vom Symptom zur Diagnose gelangte, so muß der gewissermaßen gegenläufige sekundäre differentialtherapeutische Prozeß von der Diagnose ausgehen und bis zur Berücksichtigung der einzelnen Symptome gelangen.

Gruppen der Psychopharmaka

Die wichtigsten Hilfsmittel des Allgemeinarztes bei der Behandlung psychiatrischer Patienten sind verschiedene Gruppen von Psychopharmaka. In den zurückliegenden 30 Jahren ist es üblich geworden, als Hauptgruppen zu unterscheiden:

1. Neuroleptika,
2. Antidepressiva,
3. Tranquilizer.

Bisher konnten alle eingeführten Präparate mehr oder minder zwanglos diesen Gruppen zugeordnet werden. Am Beispiel des Sulpirid zeigt sich aber, daß einzelne Pharmaka an sich zwei verschiedenen Hauptgruppen zugeordnet werden könnten (Neuroleptikum und/oder Antidepressivum). So kann man erwarten, daß zu diesen „klassischen" Hauptgruppen der Psychopharmaka in Zukunft noch ganz andere Hauptgruppen hinzukommen, die die Zuordnung neuer Psychopharmaka zwangloser erlauben, als es jetzt möglich ist. Das gilt z. B. auch für das Chlormethiazol, das für die Delir-Behandlung so wichtig geworden ist. Chlormethiazol ist kein Neuroleptikum, kein Tranquilizer, kein Antidepressivum, meist wird es als „Hypnotikum oder Sedativum" eingruppiert. Aber auch mit dieser Zuordnung wird man der Bedeutung dieses Medikamentes im Rahmen der psychiatrischen Therapie nicht gerecht. So sollte man immer berücksichtigen, daß es auch neben Neuroleptika, Antidepressiva und Tranquilizern noch zahlreiche für die psychiatrische Therapie brauchbare „Psychopharmaka" gibt:

Außer den genannten Beispielen Sulpirid und Chlormethiazol vor allem die
  Psychostimulantien und
  Hypnotika
sowie einzelne Medikamente wie Disulfiram (Antabus) und Cyproteronacetat (Androcur).

Schema des psychiatrischen Gesamtbehandlungsplans

(in Anlehnung an J. Angst und H. Hippius)

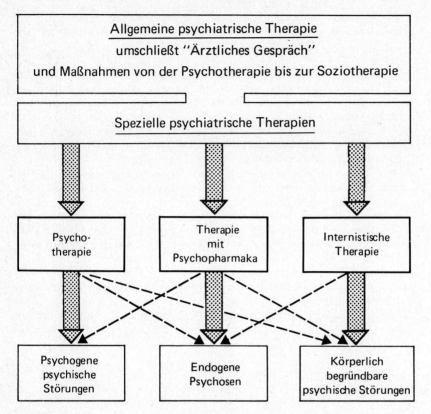

O. Benkert, H. Hippius: Psychiatrische Pharmakotherapie, 2. Aufl., Springer, Berlin, Heidelberg, New York 1976

Schizophrenie

In der Gesamtbevölkerung liegt das Risiko, im Laufe des Lebens an einer Schizophrenie zu erkranken, bei 0,85 %. Die überwiegende Zahl schizophrener Psychosen wird in der Zeit zwischen der Pubertät und dem 40. Lebensjahr manifest.
Man unterscheidet:
1. Hebephrene Schizophrenien (meist in der Pubertät beginnend; läppisch albernes Verhalten, Affektverflachung, Denkzerfahrenheit, im Verlauf meist zunehmende Antriebsverarmung);
2. Katatone Schizophrenien (im Vordergrund stehen vielfältige verschiedenartige Störungen der Psychomotorik wie Stuporen, Erregungszustände, Manirismen, Stereotypien, Katalepsie usw.);
3. Paranoide und paranoid-halluzinatorische Schizophrenien (Wahnpsychosen und mit − meist akustischen − Trugwahrnehmungen einhergehende Wahnpsychosen).

Schizophrene Psychosen können akut oder schleichend beginnen; sie verlaufen chronisch-progredient oder in Schüben. Wenn es zwischen den Schüben immer wieder zu symptomfreien Intervallen und zu jeweils völliger Wiederherstellung der Grundpersönlichkeit kommt, kann man den Verlauf auch als „phasenhaft" bezeichnen und − wenigstens einen Teil dieser gutartig verlaufenden Psychosen − als „schizoaffektive" Psychosen gegenüber der „Kerngruppe" schizophrener Psychosen abgrenzen.
Bei diesen zu einer Kerngruppe gehörenden Schizophrenien kann es entweder zur Chronifizierung der Symptomatik oder zu bleibenden Persönlichkeitsveränderungen (zum sog. schizophrenen „Defekt") kommen.

Erkrankungsrisiko an Schizophrenie
(Zusammengestellt nach verschiedenen Autoren)

Verwandtschaftsgrad zu einem Schizophrenen	Erkrankungswahrscheinlichkeit (Mittelwerte) in %	
Eltern	5−10	(6,3 ± 0,3)
Kinder	9−16	(13,7 ± 1,0)
Geschwister	8−14	(10,4 ± 0,3
Zweieiige Zwillinge	5−16	
Eineiige Zwillinge	20−75	
Kinder zweier erkrankter Eltern	40−68	
Halbgeschwister	1−7	(3,5 ± 1,7)
Stiefgeschwister	1−8	
Enkel	2−8	(3,5 ± 0,7)
Vettern und Basen	2−6	(3,5 ± 0,4)
Neffen und Nichten	1−4	(2,6 ± 0,3)
Onkel und Tanten	2−7	(3,6 ± 0,3)
Großeltern	1−2	(1,6 ± 0,5)
Durchschnitt der Bevölkerung	0,85	

Nach *G. Huber:* Psychiatrie. Schattauer, Stuttgart, New York 1977

Häufige Symptome und Klagen beim sogenannten „reinen Defekt"

Coenästhesien und dysthym-coenästhetische Flachwellen
Kognitive Störungen
Erschöpfbarkeit und Ermüdbarkeit
Einbuße an Spannkraft, Energie, Ausdauer, Geduld
Erhöhte Erregbarkeit und Beeindruckbarkeit
Störung des Allgemeinbefindens und Leistungsinsuffizienz
Intoleranz gegen äußere Einflüsse und Konflikte
Erhöhtes Schlafbedürfnis
Erlebte Antriebs- und Gefühlsverarmung
„Gefühl der Gefühlslosigkeit"
Unvermögen sich zu freuen
Störungen des „In-Erscheinung-Tretens"
Verlust an Naivität, Zwang zur Reflexion
Entschlußlosigkeit
Sensorische und Witterungsüberempfindlichkeit
Vegetative Störungen

Nach *G. Huber:* Psychiatrie. Schattauer, Stuttgart, New York 1977

Psychiatrische Diagnostik

Schizophrene Symptome 1. und 2. Ranges nach K. Schneider

Symptome	1. Ranges	2. Ranges
Akustische Halluzinationen	Dialogische, kommentierende und imperative Stimmen. Gedankenlautwerden	Sonstige akustische Halluzinationen
Leibhalluzinationen	Leibliche Beeinflussungserlebnisse	Coenästhesien i. e. S.
Halluzinationen auf anderen Sinnesgebieten	–	Optische, olfaktorische, gustatorische Halluzinationen
Schizophrene Ichstörung	Gedankeneingebung Gedankenentzug Gedankenausbreitung Willensbeeinflussung	–
Wahn	Wahnwahrnehmung	Wahneinfall

Nach *G. Huber:* Psychiatrie. Schattauer, Stuttgart, New York 1977

Schizophrene Ausdrucksstörungen

In der Psychomotorik:
Hölzern, eckig, steif, gespreizt. Fahrig, abrupt, ausfahrend, schlacksig, „Verlust an Grazie".

In der Mimik:
Unbewegt, steif, starr, Grimassieren

Im sprachlichen Ausdruck:
Neologismen, Verschrobenheit des Sprachstils

Mehr ganzheitliche Ausdrucksstörungen:
Distanzlos, enthemmt, läppisch-albern (Flegel- und Schnösel- bzw. Backfisch- und Gänschensyndrom); theatralisch-geziert; bizarr-skurril; maniert-verschroben.

Nach *G. Huber:* Psychiatrie. Schattauer, Stuttgart, New York 1977

Forschungskriterien für die Diagnose Schizophrenie

Feighner-Kriterien, 1972

Alle notwendig für die Stellung der Diagnose:

1. Chronische Erkrankung mit einer Dauer von mindestens 6 Monaten.
2. Fehlen depressiver oder manischer Symptome.
3. Wahnvorstellungen oder Halluzinationen.
4. Wortschöpfungen mit unlogischem und nicht verständlichem Wortbau, die eine Kommunikation erschweren.
5. Wenigstens drei der folgenden Punkte:
   a) nicht verheiratet,
   b) in der Anamnese: Schwierigkeiten bei der Arbeit oder in der sozialen Anpassung,
   c) Vorkommen von Schizophrenie in der Familie,
   d) kein Alkoholismus oder Drogenmißbrauch innerhalb eines Jahres vor Ausbruch der Psychose,
   e) Ausbruch der Erkrankung vor dem 40. Lebensjahr.

Weltgesundheitsorganisation-(WHO-)Kriterien, 1973

Zwölf Punkte, die die Schizophrenie besonders gut diskriminieren:

1. Eingeschränkter Affekt, manifestiert durch leeren Gesichtsausdruck oder Fehlen von Gefühlsäußerungen bei Diskussionen von Themen, die normalerweise eine emotionale Beteiligung hervorrufen.
2. Wenig Krankheitseinsicht.
3. Gedankenausbreitung oder akustische Halluzinationen.
4. Keine Durchschlafstörungen in Form eines frühzeitigen Aufwachens.
5. Fehlen eines „Zwischenmenschlichen Verständnisses" zwischen Untersucher und Patienten.
6. Kein trauriger oder depressiver Gesichtsausdruck.
7. Keine deutlich gehobene, fröhliche Stimmung.
8. Weitläufige Wahnvorstellungen, wobei der Patient mehrere Abschnitte seines Lebens wahnhaft interpretiert.
9. Freie und spontane, aber unzusammenhängende Redeweise.
10. Fehlen der Glaubwürdigkeit bei der Erhebung von Information.
11. Unbegreifliche, bizarre Wahnvorstellungen.
12. Nihilistische, körperliche Wahnvorstellungen, wie das Fehlen, Auflösen oder Absterben bestimmter Körperteile.

J. E. Groves: S. 174–29 In: *T. P. Hackett* and *N. A. Cassem* (A/979), Massachusetts General Hospital, Handbook of general hospital psychiatry. C. W. Mosby, St. Louis 1978

Therapie mit Neuroleptika

Klinische Grundwirkungen der Neuroleptika

Die der Gruppe der Neuroleptika zugehörenden Pharmaka haben verschiedene klinische Grundwirkungen, die bei den einzelnen Substanzen sehr unterschiedlich ausgeprägt sind. Charakteristisch für das Wirkungsspektrum der Neuroleptika sind folgende Wirkungskomponenten (in Beziehung gesetzt zu Indikationsbereichen):

Wirkungsqualität	Indikationsbereich
1. „Antipsychotische" Wirkung (einschließlich antihalluzinatorischer Wirkung)	Psychotische Verhaltens-, Wahrnehmungs- und Denkstörungen
2. Antiautistische Wirkung (zumeist nur mäßig ausgeprägt)	Autistisches Verhalten (Sich-Zurückziehen von der Außenwelt)
3. Psychomotorisch dämpfende Wirkung (einschließlich antiaggressiver Wirkung)	Psychotische und nichtpsychotische Unruhe- und Erregungszustände, Aggressives Verhalten
4. Sedierende, schlafanstoßende Wirkung	Psychotische und nichtpsychotische Unruhe- und Erregungszustände sowie Schlafstörungen
5. Affektiv dämpfende Wirkung (einschl. „anxiolytischer" Wirkung)	Psychotische und ausgeprägte nichtpsychotische Angst
6. „Antidepressive" Wirkung	Agitierte Depressionen (vornehmlich endogener Genese)
7. „Vegetativ-dämpfende" Wirkung (Antiadrenerge, antidopaminerge, anticholinerge, serotonin-antagonistische und histaminantagonistische Wirkung; antiemetische Wirkung)	Ausgeprägte psycho-vegetative Reizsyndrome jeglicher Genese (auch bei psychosomatischen Erkrankungen)
8. Schmerzdistanzierende Wirkung	Zur Analgetika-Einsparung bzw. Analgetika-Potenzierung bei schweren Schmerzzuständen

Untergruppen der Neuroleptika

In der Bundesrepublik Deutschland sind zur Zeit mehr als 20 verschiedene Neuroleptika im Handel. Allein schon wegen der großen Zahl der Neuroleptika ist es zweckmäßig, in der Art und in der Intensität der Wirkung einander nahestehende Neuroleptika zu Untergruppen zusammenzufassen. Solche Gruppierungen sind natürlich in vielerlei Hinsicht fragwürdig — dennoch sind sie, zumindest zur Erzielung eines Überblicks, gerechtfertigt. Für differential-therapeutische Überlegungen am zweckmäßigsten ist eine Gruppierung der Neuroleptika, die in erster Linie zwei „Grundwirkungen" der Neuroleptika berücksichtigt:
A. die „antipsychotische" Wirkung und
B. die sedierende, schlafanstoßende Wirkung.
Bei diesem Vorgehen lassen sich aus der Gesamtheit der Neuroleptika 5 Untergruppen bilden. Diese 5 Gruppen lassen sich in einer Reihe anordnen, die mit einer Gruppe beginnt, deren Vertreter besonders intensiv ausgeprägte antipsychotische Wirkungen und nur ganz geringe, praktisch zu vernachlässigende sedative Eigenschaften haben; die Reihe endet bei einer 5. Gruppe, deren Vertreter zwar sehr ausgeprägte sedative, aber nur sehr schwache antipsychotische Wirkungen haben.

1. Untergruppe: Sehr starke Neuroleptika:
Ausgeprägte antipsychotische und psychomotorisch dämpfende Wirkungen
Sehr geringe oder keine sedierenden, schlafanstoßenden und vegetativ dämpfenden Wirkungen

  1. Benperidol = Gliaminon®
  2. Trifluperidol = Triperidol®

2. Untergruppe: Starke Neuroleptika:
Ausgeprägte antipsychotische und psychomotorisch dämpfende Wirkung
Geringe bis mäßig sedierende und schlafanstoßende, nur geringe vegetativ dämpfende Wirkung

  1. Clopenthixol = Ciatyl®
  2. Fluphenazin = Lyogen, Dapotum®
  3. Fluspirilen = Imap®
  4. Haloperidol = Haldol®
  5. Perphenazin = Decentan®
  6. Pimozid = Orap®
  7. Trifluoperazin = Jatroneural®

3. Untergruppe: Mittelstarke Neuroleptika:
Gute antipsychotische und psychomotorisch dämpfende Wirkung
Ausgeprägte sedierende und schlafanstoßende Wirkung
Deutlich vegetativ dämpfende Wirkung

1. Chlorpromazin = Megaphen®
2. Clozapin = Leponex®
3. Levomepromazin = Neurocil®
4. Methylperidol = Eunerpan®
5. Perazin = Taxilan®
6. Pipamperon = Dipiperon®
7. Sulpirid = Dogmatil®
8. Triflupromazin = Psyquil®

4. Untergruppe: „Breitbandneuroleptika"
Mäßige antipsychotische Wirkung
Ausgeprägte ruhigstellende, sedierende, schlafanstoßende und vegetativ dämpfende Wirkung
Antidepressive Wirkung

1. Chlorprothixen = Taractan®, Truxal®
2. Thioridazin = Melleril®

5. Untergruppe: Schwache („weiche") Neuroleptika
Sehr geringe antipsychotische Wirkung
Deutlich ausgeprägte sedierende, schlafanstoßende und vegetativ dämpfende Wirkung

1. Promazin = Protactyl®
2. Promethazin = Atosil®
3. Protipendyl = Dominal®

Richtlinien für die Auswahl eines Neuroleptikums

Nach der grundsätzlichen Entscheidung, daß eine neuroleptische Therapie begonnen werden soll, muß unter der großen Zahl verschiedener Neuroleptika eine Auswahl getroffen werden.

1. In erster Linie sind **Art und Intensität der psychopathologischen Symptomatik** bestimmend für die Auswahl des Neuroleptikums. Das therapeutische Wirkungsprofil des ausgewählten Neuroleptikums soll möglichst gut auf die hervorstechenden „Zielsymptome" der zu behandelnden Psychose abgestimmt sein.

2. Zuerst muß mit Blick auf die **Zielsymptome der Psychose** und das **therapeutische Wirkungsprofil des Neuroleptikums** entschieden werden, ob es genügt, die Behandlung mit einem mittelstark wirksamen Neuroleptikum zu beginnen, oder ob es von vornherein notwendig ist, sofort mit einem stark wirksamen Neuroleptikum zu beginnen. Weiterhin ist für die Auswahl des Neuroleptikums bestimmend, ob am Beginn der Behandlung eine stärkere **Sedation** erwünscht oder unerwünscht ist.

3. Bei der Auswahl des Präparats müssen von vornherein auch schon die verschiedenen möglichen **Nebenwirkungen** der einzelnen Neuroleptika berücksichtigt werden. Im allgemeinen haben die „starken" Neuroleptika bei ausgeprägter „antipsychotischer" Wirkung einerseits nur eine sehr geringe sedative Wirkung und wenige vegetative Irritationswirkungen, andererseits jedoch ein vergleichsweise höheres Risiko hinsichtlich extrapyramidalmotorischer Nebenwirkungen. Dieses Verhältnis kehrt sich bei den schwächeren Neuroleptika um: Die schwächeren Neuroleptika wirken im allgemeinen einerseits stärker sedativ und führen öfter zu vegetativen Nebenwirkungen, haben aber andererseits nur eine wenig ausgeprägte extrapyramidalmotorische Wirkungspotenz.

Grundsätze der praktischen Durchführung und Dosierungsrichtlinien für die Therapie mit Neuroleptika

1. In bezug auf Wirksamkeit und Verträglichkeit können die optimal wirksamen Dosen von Patient zu Patient um mehr als eine Zehnerpotenz variieren (bis zum 15–20fachen).
   Deswegen:
   o **Individuelle Anpassung der Dosis!**
   o Bei Dosisfindung immer **Wirkung und Verträglichkeit** gleichzeitig beachten!
   o „Soviel wie nötig, so wenig wie möglich"!

2. Initiale Hochdosierung nur in akuten Krisensituationen. Im allgemeinen: „Einschleichende" Dosierung bis zum Eintritt der gewünschten Wirkung bei gleichzeitiger Berücksichtigung der Nebenwirkung (speziell der extrapyramidalmotorischen Nebenwirkungen).

3. Wenn auch nach Verordnung hoher Behandlungsdosen eines Neuroleptikums (nach „Ausdosierung") der therapeutische Effekt unzureichend ist:
   o Wechsel des Neuroleptikums oder Kombination mit anderem Neuroleptikum!
   (Einzelheiten s. unten.)
   o Frühestens nach 2 Wochen – spätestens nach 6 Wochen.
   Wenn der Wechsel des Neuroleptikums notwendig ist:
   Übergang auf ein „stärkeres" Neuroleptikum oder Fortführung der Behandlung unter Zusatz eines stärker wirksamen Neuroleptikums.
   Oft (z. B. bei erregten Manien oder bei erregten schizophrenen Patienten) ist es auch notwendig, das bislang verordnete stark wirksame Neuroleptikum mit einem „schwachen", aber stärker sedativ wirkenden Neuroleptikum zu kombinieren. Auch bei stark angsthaften Psychosen und bei den Schlafstörungen psychotischer Patienten empfiehlt sich die Kombination mit einem stärker sedativ wirkenden Neuroleptikum.

4. Nach Eintritt eines befriedigenden therapeutischen Effekts: Fortsetzung der Therapie mit möglichst niedriger aber unverändert voll wirksamer Dosis für mindestens 4–6 Wochen! Ermittlung und Beibehaltung der niedrigst wirksamen Dosis ist wichtig, um das Risiko für extrapyramidalmotorische Nebenwirkungen möglichst niedrig zu halten. (Von verschiedenen Autoren werden zur Vermeidung von Kumulationswirkungen im Verlauf mehrwöchiger bis mehrmonatiger neuroleptischer Behandlungen sog. „Wochenendpausen" empfohlen.)

5. Wenn bei diesem Vorgehen der Therapie-Erfolg stabil geblieben ist, sollte versucht werden, die Behandlung „ausschleichend" zu beenden. Besonders sorgfältige Kontrolle der ersten zwei Monate nach Absetzen des Neuroleptikums!

6. Wenn es notwendig wird, eine neuroleptische „Dauertherapie" durchzuführen, muß entschieden werden, ob anstelle der täglichen oralen Applikation des Neuroleptikums (Compliance!) die Behandlung mit einem Depot-Neuroleptikum in Betracht kommt.

Hoch und niedrig dosierte Neuroleptika

Indikationen — Vorteile und Nachteile

Hochdosis-Therapie

Indikationen für die **initiale** Hochdosis-Therapie:
Akute produktive psychotische Symptomatik, bei der Gefahr der Selbst- oder Fremdbeschädigung besteht.

Indikationen für **langfristige** Hochdosis-Therapie:
Erfolglos mit Standard-Dosen behandelte chronische Schizophrenien.

Vorteile der Hochdosis-Therapie:
Schnelle Wirkung,
Durchbrechen der Therapieresistenz,
Initial weniger extrapyramidalmotorische Nebenwirkungen vom Typ der Frühdyskinesien!

Nachteile der Hochdosis-Therapie:
Nach 1- bis 2-wöchiger Behandlung erhöhtes Risiko des Auftretens von extrapyramidalmotorischen Nebenwirkungen (Parkinsonoid: Rigor, Hypokinesie, Akathisie).

Niedrigdosis-Therapie

Indikation: In allen Fällen, die keine akute Krisenintervention erfordern und als Initial-Dosierung für „einschleichende" Dosierung.
Vorteil: Herabsetzung des Risikos der verschiedenen extrapyramidalmotorischen Nebenwirkungen.
Nachteil: Individuelle Dosis-Anpassung erfordert u. U. längere Zeit bis zur Erzielung eines befriedigenden Therapie-Ergebnisses.

Niedrig dosierte Neuroleptika als Alternative zu Tranquilizern

Diese Anwendung der Neuroleptika ist hinsichtlich Indikationsbereich und Nebenwirkungsrisiko noch nicht völlig abgeklärt. Prinzipiell ist ein begrenzter Einsatz (insbesondere von schwach wirksamen) Neuroleptika in den Indikationen der Tranquilizer möglich. Vor allem bei Patienten, die zu Mißbrauch, Gewöhnung und Abhängigkeit neigen, ist in Betracht zu ziehen, Neuroleptika als Tranquilizer einzusetzen.
Eine offene Frage ist, ob auch stark wirksame Neuroleptika — eventuell auch als Depot-Neuroleptika — in dieser Indikation zur Anwendung kommen sollen.

Richtlinien für die Durchführung der neuroleptischen Langzeitbehandlung (Dauertherapie)

1. Indikationen:
   O Chronische schizophrene Psychosen.
   O Wiederauftreten psychotischer Symptomatik beim wiederholten Versuch, die Therapie ausschleichend zu beenden.
2. Auswahl des Neuroleptikums für die langfristige Anwendung:
   O Versuch, auf niedrigere Dosen und/oder ein schwächeres Neuroleptikum überzugehen. Die im Verlauf der Dauertherapie womöglich auftretenden Rezidive können dann durch Dosiserhöhung bzw. Übergang auf das zuvor angewandte Neuroleptikum aufgefangen werden.
   O Bei guter Verträglichkeit von stark wirksamen Neuroleptika in der Initial- und Schub-Therapie: Abwägen, ob Dauertherapie mit diesem Neuroleptikum (per os) oder (z. B. wegen Compliance-Problemen) mit einem Depot-Neuroleptikum (i. m. Injektionen alle 1 – 4 Wochen; Intervall von Präparat zu Präparat verschieden) durchgeführt werden soll.
   O Routinemäßige „prophylaktische" langfristige Anwendung von Antiparkinsonmitteln vermeiden!
3. Ziele der neuroleptischen Dauertherapie:
   O Herabsetzung der Rezidiv-Häufigkeit.
   O „Kompensation" chronischer psychotischer Symptomatik.
   O Zeitliches Hinausschieben der Manifestation von „Defekt-Symptomatik"
   O Vermeidung von stationären Klinikaufenthalten.
   O Im Rahmen der ambulanten Therapie: möglichst weitgehende Resozialisierung und Rehabilitation.

Begleit-Medikation der neuroleptischen Therapie

Um therapeutisch **unerwünschte** Wirkungen der neuroleptischen Therapie (Nebenwirkungen) zu kompensieren, muß in vielen Fällen eine „Begleit-Medikation" verordnet werden.

Grundregel: Begleit-Medikation immer nur dann, wenn sie unumgänglich notwendig ist!

Zuvor sollte versucht werden, die Nebenwirkungen durch andere Maßnahmen zu beeinflussen (z. B. Dosis-Reduktion; Wechsel des Neuroleptikums; Kombination eines in der Dosis reduzierten stark wirksamen mit einem schwachen Neuroleptikum).

Als „Begleit-Medikamente" kommen in erster Linie in Betracht:

O Antiparkinson-Mittel (z. B. Biperiden = Akineton) bei initialen Hyperkinesen und bei Hypokinesen (Parkinsonoid). Möglichst zeitlich begrenzte Anwendung.

○ Tranquilizer (z. B. Diazepam = Valium) bei pharmakogenen motorischen Irritationsphänomenen (Akathisie).
Nur zeitlich begrenzte Anwendung!
○ Antihypotonika (z. B. Dihydergot) bei pharmakogener Hypotension.
○ Leicht antriebsfördernde Antidepressiva (z. B. Nomifensin = Alival) bei Stimmungs- und Antriebsstörungen im Verlauf langfristiger neuroleptischer Therapie.
Zurückhaltende Verordnung – sorgfältige Überwachung.

Wichtigste Nebenwirkungen der Neuroleptika
(Erscheinungsformen – Vorbeugung – Behandlung)

1. **Frühdyskinesien:**
   ○ Manifestation vorzugsweise in den ersten Tagen der Behandlung mit stark wirksamen Neuroleptika; gelegentlich auch nach „steilen" Dosiserhöhungen
   ○ Krampfartiges Herausstrecken der Zunge; Blickkrämpfe; Opisthotonus; Hyperkinesien der mimischen Muskulatur; Trismus; Verkrampfung der Schlundmuskulatur; tortikollisartige, choreatisch-athetotische und auch torsionsdystonische Bewegungsabläufe der Muskulatur des Halses und der Extremitäten
   ○ Vorbeugung:
   Vermeidung schneller Dosissteigerung; Einsatz weniger stark wirksamer Neuroleptika
   ○ Therapie:
   Unter Akineton i.v. sofortiges Abklingen

2. **Neuroleptisches Parkinsonoid:**
   ○ Manifestation von der zweiten Behandlungswoche an.
   Um so häufiger und ausgeprägter
   je stärker das Neuroleptikum
   je höher die Dosis
   je ausgeprägter die individuelle Disposition ist
   ○ Allgemeine Einschränkung der motorischen Beweglichkeit bei Erhöhung des Muskeltonus mit Rigor (Hypokinetisch-hypertones Syndrom); kurzschrittiger Gang, Verlust der Mitbewegungen, Hypo- oder Amimie, Salbengesicht, Hypersalivation, Tremor
   ○ Vorbeugung:
   Sorgfältige Beobachtung der Gesamtmotorik während des Dosis-Aufbaus (eventuell Schriftproben: Mikrographie als Indikator der einsetzenden Hypokinese). Einstellung auf möglichst gering extrapyramidalmotorisch wirksames Neuroleptikum
   ○ Therapie:
   Dosis-Anpassung
   Wechsel des Neuroleptikums
   Antiparkinsonmittel (längerfristige Anwendung möglichst vermeiden)

3. **Akathisie und Tasikinesie**
   o Manifestation nach zumeist mehrwöchiger Therapie mit stark wirksamen Neuroleptika
   o Quälend erlebte Unruhe mit unbezwingbarem Drang, herumgehen zu müssen; Unfähigkeit, ruhig zu stehen, zu sitzen oder zu liegen mit Drang, aufstehen zu müssen (oft leiden Patienten mit einer Akathisie auch unter Schlafstörungen)
   o Vorbeugung:
   Behandlung mit schwächeren Neuroleptika
   o Therapie:
   Vorübergehendes Absetzen
   Dosisanpassung
   Wechsel auf ein schwächeres Neuroleptikum
   Medikamentös: Versuchsweise täglich Diazepam 10–20 mg oder Diphenhydramin 50–200 mg
   o NB: Akathisie und Tasikinesie werden oft nicht als Nebenwirkungen erkannt, sondern für eine krankheitsbedingte Unruhe gehalten. Dann wird womöglich noch der gravierende Fehler gemacht, die Dosis des Neuroleptikums zu erhöhen!

4. **Spätdyskinesien**
   o Manifestation nur nach sehr langer (Jahre!) Behandlung – vor allem mit stark wirksamen Neuroleptika.
   Manifestation oft erst nach Absetzen oder Dosis-Reduktion des über sehr lange Zeit gegebenen Neuroleptikums.
   o Oft zunächst als sehr diskrete Bewegungsunruhe im Mund- und Zungenbereich („Mümmeln"; „Züngeln") beginnend – allmählich an Intensität zunehmend bis zu ausgeprägten choreatischen Hyperkinesien im Kopfbereich (insbesondere Mund-, Zungen- und Gesichtsmuskulatur) und an der distalen Extremitätenmuskulatur (Hände und Füße).
   In seltenen Fällen schließlich massive Ausprägung: Choreatische, athetotische, torsionsdystone und ballistische Bewegungsabläufe in der gesamten Körpermuskulatur.
   o Vorbeugung:
   Sorgfältige Dosis-Einstellung
   Einhalten der kleinstmöglichen Dosis mit ausreichendem Therapie-Effekt
   Medikationsfreie Wochenenden
   Vermeidung zu hoher Dosierung von stark wirksamen Neuroleptika in der Dauertherapie
   Sorgfältige fortlaufende Beobachtung der Motorik der Patienten unter neuroleptischer Dauertherapie (z. B. mindestens alle 3 Monate „Zungenprobe":
   – Herausstrecken der Zunge und auf Aufforderung Bewegungen der Zunge in verschiedene Richtungen
   – bei beginnenden Spätdyskinesien kann die Zunge nicht ruhig gehalten werden)

Keine „steilen" Dosis-Änderungen, **kein abruptes Absetzen** der Neuroleptika nach jahrelanger Therapie!
○ Therapie:
Kurzfristige Behandlungserfolge kaum zu erwarten
Über Monate hinweg fortlaufende Betreuung und Behandlungsversuche, z. B. mit Tiaprid, eventuell mit Clozapin (Leponex) oder Diazepam (Valium)
Übergang auf schwächer wirksame Neuroleptika
Keine Antiparkinsonmittel!
Ultima ratio: Einschleichende Dosierung eines **stark** wirksamen Neuroleptikums bis zur Dosis, unter der die späten Hyperkinesen schwächer werden bzw. verschwinden
Besser: Verzicht auf diese Maßnahme und Versuch, mit den oben genannten Medikamenten möglichst lange Zeit zu behandeln

5. **Pharmakogene Depression**

○ Manifestation (bei individueller Disposition?) zumeist erst nach längerer Behandlung
Häufiger nach starken als nach schwachen Neuroleptika
○ Apathisch-depressive Verstimmungen; oft können ausgeprägte Antriebsstörungen die Symptomatik beherrschen
Besonders schwierig: Abgrenzung gegenüber postpsychotischen Residuen (schizophrener Persönlichkeitswandel i. S. eines leichten „Defekts")
○ Vorbeugung:
Gezielte Vorbeugung nicht möglich
Lediglich: bei langfristigen Behandlungen möglichst niedrige Dosen und nicht zu starke Neuroleptika
○ Therapie:
Kombination der Neuroleptika mit Antidepressiva („Zweizügeltherapie")

6. **Vegetative Nebenwirkungen**

○ Manifestation vor allem bei der Behandlung mit nur mittelstarken und schwachen Neuroleptika
Intensitätsmaximum bereits in den ersten Behandlungstagen
○ Vielfältig vegetative Irritationssymptome
z. B.
Hypotonie
Tachycardie
Mundtrockenheit oder Hypersalivation
Obstipation (oder Diarrhoe)
Miktionsstörungen (bis zur Harnverhaltung) oder auch Polyurie
Hitzewallungen oder Frösteln
○ Vorbeugung:
nur beschränkte Möglichkeiten
(Stark wirksame Neuroleptika haben nur geringfügige oder keine vegetativen Nebenwirkungen. Dieser Vorteil der starken Neuroleptika wird erkauft

durch den Nachteil der häufig stark ausgeprägten extrapyramidalmotorischen Wirkungen)
○ Therapie:
Nur sehr beschränkte Möglichkeiten
(z. B. Dihydergot bei Hypotonie und Kollapsen)

7. „Über-Sedation"

○ Manifestation bei schwachen bis mittelstarken Neuroleptika zu jedem Zeitpunkt der Therapie
○ Zunehmende Schläfrigkeit auch am Tage
oft auch verwaschene Sprache
○ Vorbeugung:
Sorgfältige Auswahl des Präparats im Hinblick auf die unterschiedliche sedative Wirkungspotenz der verschiedenen Neuroleptika
○ Therapie:
Dosisanpassung
Wechsel des Neuroleptikums

8. **Verschiedene Nebenwirkungen**

Als seltene Nebenwirkungen sind bekannt z. B.
Hypo- und Hyperthermien
Krampfanfälle
Delirante Syndrome
Intrahepatische Cholestase
Agranulozytose
Galaktorrhoe
Sexuelle Funktionsstörungen
Menstruationsstörungen
Gewichtszunahme
Wegen der gesamten Nebenwirkungen:
Regelmäßige Kontrolluntersuchungen unter Einschluß von Blutbild- und EKG-Kontrollen (am Therapie-Beginn häufiger, später mindestens alle drei Monate)

Einige Faustregeln für den Umgang mit Neuroleptika

(Zur Vermeidung von Fehlern)

1. Psychotische Wahrnehmungs- und Denkstörungen mit kleinen Dosen stark oder mittelstark antipsychotisch wirkenden Neuroleptika behandeln!
Nicht mit hohen Dosen stark sedierender Neuroleptika!
2. Psychomotorische Unruhe- und Erregungszustände mit ausreichenden Dosen sedierender Neuroleptika behandeln — oder mit der Kombination eines starken Neuroleptikums mit einem sedierenden Neuroleptikum!
Behandlung alleine mit hohen Dosen stark antipsychotisch wirksamer Neuroleptika oft nicht ausreichend.
3. Bei jeder neuroleptischen Behandlung immer auf die Möglichkeit extrapyramidalmotorischer Nebenwirkungen achten!
Neuroleptisch bedingtes Parkinsonoid wird oft nicht wahrgenommen oder verkannt.
4. Keine prophylaktische Anwendung von Antiparkinson-Mitteln!
Nach Auftreten eines neuroleptisch bedingten Parkinsonoids nicht voreilig ohne weiteres zur langfristigen Behandlung mit Antiparkinson-Mitteln übergehen. Unbedingt vorher Versuche mit Dosis-Reduktion oder Präparate-Wechsel machen.
5. Bei Depot-Neuroleptika kann es durch mögliche Kumulationseffekte zu zeitweisem Auftreten eines Parkinsonoids kommen.
6. Bei der Langzeit-Therapie vermeiden, von vornherein sehr stark wirksame Neuroleptika einzusetzen. Risiko der Entstehung von Spätdyskinesien!
7. Bei der Langzeit-Therapie prolongierte „Über-Sedierung" vermeiden. Wenn Über-Sedation eingetreten ist: Übergang auf weniger stark sedativ wirkendes Neuroleptikum.
8. Bei Langzeit-Behandlungen besonders sorgfältig auf erste diskrete Zeichen einer beginnenden Spätdyskinesie achten.
9. Akathisie und pharmakogenes Delir dürfen nicht als „Verschlechterungen" der Grundkrankheit gedeutet werden! In solchen Situationen: Keinesfalls Dosis-Erhöhung, sondern Dosis-Reduktion!
10. Dosis-Änderungen dem klinischen Verlauf und dem individuellen Bedürfnis des Patienten anpassen! Abrupte Dosis-Änderungen möglichst vermeiden.

Übersicht über Neuroleptika

(Handelspräparate)

Schwache bis mittelstarke Neuroleptika (aus den Untergruppen 3–5)

Handelsname	Generic name	Indikationen	Dosierung stationär per os mg/Tag	Dosierung ambulant in mg/Tag
Atosil®	Promethazin	Sedierung bei psychomotorischer Erregung, Schlafstörung	100–400	50–150
Dipiperon	Fluoropipamid, Pipamperin	produktive schizophrene Syndrome, Schlafstörung	160–360	80–160
Dogmatil	Sulpirid	chronische Schizophrenie ohne Erregungssymptome, Erhaltungstherapie	300–700	100–300
Dominal (forte)	Prothipendyl	Schlafstörung, Angst, innere Unruhe, zur Erhaltungstherapie bei Schizophrenien	200–500	40–200
Inofal	Sulforidazin	Sedierung bei psychomotorischer Erregung	150–600	50–100
Melleril (retard)	Thioridazin	Sedierung bei innerer Unruhe, agitiert-ängstliche Depression	100–600	50–200
Melleretten®	Thioridazin	Angst, innere Spannung und Unruhe, Sedierung bei Kindern	10–50	10–30
Neurocil®	Laevomepromazin	Sedierung bei (depressiv gefärbter) Erregung, Angst, Schlaflosigkeit	100–600	50–200
Protactyl®	Promazin	Schlafstörung, Sedierung tagsüber	100–600	50–200
Taractan® Truxal®	Chlorprothixen	Sedierung bei (depressiv gefärbter) Erregung, Angst, Schlaflosigkeit	150–600	50–150

(Mittel-)starke Neuroleptika (Untergruppe 3)

Handelsname	Generic name	Indikationen	Dosierung stationär per os mg/Tag	Dosierung ambulant in mg/Tag
Aolept®	Periciazin	vor allem chronische Schizophrenien	30–150	20– 60
Ciatyl®	Clopenthixol	akute und chronische Schizophrenie, leichtere Manien	75–150	20– 50
Esucos®	Dixyrazin	chronische, symptomarme Schizophrenien, innere Unruhe	50–150	25– 75
Leponex®*	Clozapin	produktive schizophrene Syndrome	300–600	300–600
Megaphen®	Chlorpromazin	schizophrene Syndrome	200–600	50–200
Pysquil®	Trifluopromazin	akute und chronische Schizophrenien. In niedrigen Dosen zur Schlafinduktion und Sedierung auch bei nichtpsychotischer innerer Unruhe	50–200	25–100
Sedalande®	Fluanison	akute und chronische Schizophrenien	65–260	20– 60
Taxilan®	Taxilan	chronisch verlaufende Schizophrenien, Hebephrenien, Angst- und Erregungszustände psychotischer und nichtpsychotischer Genese	75–600	75–300

* Verschreibung nur mit Sondergenehmigung

Starke Neuroleptika (Untergruppen 1 und 2)

Handelsname	Generic name	Indikationen	Dosierung stationär per os mg/Tag	Dosierung ambulant in mg/Tag
Dapotum® Lyogen® (retard) Omca®	Fluphenazin	akute und chronische Schizophrenien	6–24	3–6
Decentan®	Perphenazin	akute, mit psychomotorischer Erregung einhergehende und chronische Schizophrenien. Choreatische Syndrome	16–64	8–32
Fluanxol®	Flupentixol	akute und chronische Schizophrenien	2–6	1–3
Glianimon®	Benperidol	akute und chronische Schizophrenien, vor allem mit Wahnsymptomatik, psychotische Spannungs- und Erregungszustände	1–6	0,5–1,5
Haldol® Haldol forte®	Haloperidol	akute und chronische Schizophrenien, psychomotorische Erregungszustände, Manien	5–60	2–5
Jalonac®	2,36 mg Trifluoperazin u. 30 mg Äthylisopentylbarbitursäure	Psychovegetative Störsyndrome	1–3 Kps.	1–3 Kps.
Jatroneural®	Trifluoperazin	vor allem bei chronischen Schizophrenien	2–15	2–10
Orap®	Pimozide	vor allem ambulante Langzeittherapie schizophrener Psychosen	4–10	1–6
Orbinamon®	Tiotixen	akute und chronische Schizophrenien	20–60	6–12
Phasein forte®	1 mg Reserpin + 50 mg Orphenadrin	(in der Psychiatrie wegen ungenügender Steuerbarkeit und relativ hoher Begleitwirkungen selten angewandt)		

(Fortsetzung auf S. 42)

Starke Neuroleptika (Untergruppen 1 und 2)

Handelsname	Generic name	Indikationen	Dosierung stationär per os mg/Tag	Dosierung ambulant in mg/Tag
Serpasil®	Reserpin	akute und chronische Schizophrenien (in der Psychiatrie wegen ungenügender Steuerbarkeit und relativ hoher Begleitwirkungen selten angewandt)	2−8	1−4
Triperidol®	Trifluperidol	akute und chronische Schizophrenien; schizophrene Residualzustände, Autismus	2−8	1−4

In Anlehung an „Neurologen- und Psychiater-Kalender 1983" (Redaktion: *A. Hillemacher* u. *K. A. Flügel*). Perimed-Verlag D. Straube, Erlangen 1983

Depot- oder Langzeitneuroleptika

Präparat	Generic name	Durchschnittliche Langzeit-Dosis	Applikation
Ciatyl® Depot	Cis(Z)-Clopenixoldecanoat 1 Amp. = 1 ml = 200 mg	200 – 400 mg	i.m. alle 2 – 4 Wochen
Dapotum® D	Fluphenazindecanoat 1 Amp. = 1 ml = 25 mg	12,5 – 50 mg	i.m. alle 2 oder 3 Wochen
Decentan® Depot	Perphenazin-Önanthat 1 Amp. = 1 ml = 100 mg	50 – 200 mg	i.m. alle 2 oder 3 Wochen
Fluanxol® Depot	Flupentixoldecanoat 1 Amp. = 1 ml = 20 mg	20 – 40 mg	i.m. alle 2 oder 3 Wochen
Haldol Decanoat®	Haloperidoldecanoat	50 – 100 mg	i.m. alle 4 Wochen
Lyogen® Depot	Fluphenazindecanoat 1 Amp. = 1 ml = 25 mg	12,5 – 50 mg	i.m. alle 2 oder 3 Wochen
Orap®	Pimozid 1 Tabl. = 1 mg/ forte = 4 mg	2 – 8 mg	1 × täglich oral

In Anlehnung an „Neurologen- und Psychiater-Kalender 1983" (Redaktion: *A. Hillemacher* u. *K. A. Flügel*). Perimed-Verlag D. Straube, Erlangen 1983

Bei Umsetzen von Kurz- auf Langzeitneuroleptika werden folgende Dosierungen empfohlen (nach Haase)

Es entsprechen:
     4 mg Imap® i.m. (einmal pro Woche)
= 15 mg Dapotum® D i.m. (einmal alle 2 Wochen)
= 15 mg Lyogen®-Depot i.m. (einmal alle 2 Wochen)
= 30 mg Fluanxol® Depot i.m. (alle 2 Wochen)
= 100 mg Decentan® Depot i.m. (alle 2 Wochen)

etwa der mittleren Tagesdosis von (Auswahl)

Glianimon®	$^1/_2 - 1$ mg
Triperidol®	$1 - ^1/_2$ mg
Haldol®	4 mg
Lyogen®, Omca®	6 mg
Orap®	8 mg (1 × tägl.!)
Orbinamon®	10 mg
Decentan®	20 mg
Ciatyl®	75 mg

Faustregel: Eine Tagesdosis Haldol® Janssen entspricht einer Wochendosis Imap® in mg

In Anlehnung an „Neurologen- und Psychiater-Kalender 1983" (Redaktion: *A. Hillemacher* u. *K. A. Flügel*). Perimed-Verlag D. Straube, Erlangen 1983

Tabellarische Übersicht des klinisch-pharmakologischen Spektrums der Butyrophenone und Diphenylbutylpiperidine

		BUTYROPHENONE			DIPHENYLBUTYLPIPERIDINE		
		Haloperidol-Janssen	Triperidol	Dipiperon	Orap	Imap	Semap
	Zentrale Dämpfung						
	Hypnosedation					(initial)	(initial)
Antipsychotisch	Antiautistisch						
	Antihalluzinatorisch						
	Antiparanoisch						
	Aktivierend						
	Kontaktfördernd						
	Adrenolytisch						
	Antiemetisch					nach 24 Std.	nach 24 Std.
	Extrapyramidale Begleiterscheinungen						

bis zu 48 Std. nach Injektion   bis zu 48 Std. nach Einnahme

H. H. Wieck (A/758): Psychopharmaka in der Hand des Allgemeinarztes. Schattauer, Stuttgart 1976

Neuroleptische Potenz verschiedener Neuroleptika bezogen auf Chlorpromazin = 1

Promazin Thioridazin	1/3 – 1/2
Prothipendyl Chlorprothixen Laevomepromazin	2/3 – 4/5
Chlorpromazin	1
Perazin	2
Reserpin Fluphenazin Haloperidol Thioproperazin	20- bis 50fach
Trifluoperidol Benperidol	> 100fach

O. Benkert, H. Hippius: Psychiatrische Pharmakotherapie, 3. Auflage. Springer, Berlin, Heidelberg, New York 1980

Psychiatrische Nebenwirkungen durch Neuroleptika bei therapeutischer Dosierung

Minderung der Reaktions- und Konzentrationsfähigkeit

Müdigkeit, Schläfrigkeit, Benommenheit

Minderung des Antriebs bis zum Stupor

Vergeßlichkeit und Verlangsamung der Denkabläufe

Ausgeprägtere depressive Verstimmungen, ängstliche Unruhe

Euphorisierung und Enthemmung

Schlafstörungen

Psychomotorische Unruhe bis Erregtheit

Verwirrtheit, delirante Syndrome, Bewußtseinstrübung

A. Stammler: Psychiatrische Nebenwirkungen der Psychopharmaka, S. 82. In: H. H. Wieck, Psychopharmaka in der Hand des Allgemeinarztes. Schattauer, Stuttgart, New York 1976

Depressionen

Nach Untersuchungen und Berechnungen der Weltgesundheitsorganisation (WHO) leiden 3–5% der Weltbevölkerung an einer Depression: Diese Depressionen können vielfältige und verschiedene Ursachen haben. Entsprechend ihrem Ursachen-Schwerpunkt ordnet man verschiedene nosologische Diagnosen zu. So unterscheidet man:

Psychogene Depressionen (z. B. depressive Reaktionen, neurotische Depressionen, Erschöpfungsdepressionen);
Depressionen bei Persönlichkeitsstörungen;
Endogene Depressionen;
Symptomatische und organisch bedingte Depressionen (z. B. bei internistischen Grundkrankheiten, bei chronischem Alkoholismus, bei zerebralen Gefäß- und Abbauprozessen).

Die aus den Untersuchungen der WHO abgeleitete Prävalenz-Ziffer von 3–5% bezieht sich auf die Gesamtheit aller Depressionen. Diese hohe Prävalenz-Ziffer (Stichtags-Häufigkeit) steht im Einklang mit der Feststellung, daß in Allgemeinpraxen etwa jeder 10. Patient an einer Depression leidet. Bei 70–75% dieser Patienten handelt es sich im allgemeinen um psychogene Depressionen und Depressionen bei Persönlichkeitsstörungen, bei 10% um endogene Depressionen und bei 15–20% um somatisch bedingte Depressionen. In den letzten Jahren sind die Depressionen zur ärztlichen Aufgabe in der Allgemeinpraxis geworden. Der Grund hierfür ist nicht nur die sehr große Zahl dieser Patienten, sondern vor allem die Tatsache, daß den Ärzten aller Fachdisziplinen seit der Einführung der Antidepressiva wirkungsvolle Behandlungsmöglichkeiten zur Verfügung stehen. Um die Antidepressiva sachgerecht und mit genügend Aussicht auf Erfolg verordnen zu können, muß die Behandlung in jedem Einzelfall von einer sorgfältig gestellten Diagnose ausgehen. Wenn Antidepressiva letztlich auch bei allen Depressionen eingesetzt werden können, sollte bei jeder Behandlung jedoch das Therapie-Prinzip im Vordergrund stehen, das direkt gegen die Grundstörung der zu behandelnden Depression gerichtet ist. Das bedeutet, daß die Antidepressiva in erster Linie für die Behandlung endogener Depressionen eingesetzt werden sollten (unipolare und bipolare Depressionen im Verlauf manisch-depressiver Erkrankungen; Involutionsdepressionen). Bei diesen manisch-depressiven (affektiven) Psychosen mit ihrem phasenhaften Verlauf ist über die Behandlung der Depression hinaus eine echte Rückfallprophylaxe möglich: langfristige, zeitlich nicht begrenzte Lithium-Dauertherapie.

Symptome der Depression und Manie

Symptomatik	Depression	Manie
Stimmung	schwermütig, gedrückt, traurig, gleichgültig, ängstlich, gereizt	euphorisch, gehoben, lebensfroh, übermütig, humorvoll, optimistisch, gereizt
Denken	formal: gehemmt, langsam, Einfallsarmut, zwanghaftes Grübeln inhaltlich: Selbstunterschätzung, Suizidgedanken	formal: beschleunigt, (Ideenflucht), Einfallsreichtum, gesteigertes assoziatives Denken, Rededrang inhaltlich: Selbstüberschätzung
Wahnideen	hypochondrische, Versündigungs-, Verarmungsideen	spielerische Größenideen
Motorik	a) psychomotorische Hemmung bis zum Stupor oder b) agitiert und erregt	stark gesteigert, betriebsam, geschäftig, voller Unternehmungen
Körperliche Beschwerden	Vitalgefühle gedrückt, Schlafstörungen, Appetitlosigkeit, Schmerzzustände verschiedener Art: Kopfdruck, Kloßgefühl im Hals, Herzbeschwerden, Druckgefühl auf der Brust („leibnah erlebte Traurigkeit"); alle Körperorgane können betroffen sein (wenn **nur** körperliche Beschwerden geklagt werden: „larvierte Depression") Bei endogenen Depressionen Beschwerden am Morgen am stärksten ausgeprägt: Tagesschwankungen	Vitalgefühle erhöht, Gefühl der Gesundheit und körperlichen Frische

H. Hippius: Psychiatrie. In: *H. Franke, H. Hippius,* Geriatrie, Psychiatrie. Springer, Berlin, Heidelberg, New York 1979

Häufigkeit der verschiedenen Verlaufsformen der Cyclothymie

Unipolare Depression (monopolare Verläufe mit ausschließlich depressiven Phasen)	60%
Unipolare Manie (monopolare Verläufe mit ausschließlich manischen Phasen)	5%
Bipolare Cyclothymie (bipolare Verläufe mit depressiven und manischen Phasen)	35%

Erkrankungsrisiko für manisch-depressive Psychosen

Durchschnitt	0,4– 2,5%
Eltern	7,5–19%
Geschwister	8 –18%
Kinder	6 –24%
Kinder von zwei kranken Eltern	20 –40%
Zweieiige Zwillinge	20 –25%
Eineiige Zwillinge	70%

(Nach *E. Zerbin-Rüdin*
in: *P. E. Becker* (Herausg.) „Humangenetik", Vol. 5/2; Thieme Verlag Stuttgart 1967;
in: „Psychiatrie der Gegenwart", 2. Aufl., Vol. I/2; Springer-Verlag, Berlin, Heidelberg, New York 1980
und Antrittsvorlesung, Med. Fak. München 1973)

Der Weg zu Diagnose und Therapie

Patient klagt über psychische oder vor allem über körperliche Beschwerden	
Gespräch und Anamnese ergeben Verdachtsmomente für Depression	
Körperliche Untersuchung, evtl. Laboruntersuchungen	→ Organischer Befund: Somatogene Depression? Unabhängig von einer körperlichen Erkrankung bestehende Depression?
Kein organischer Befund	
Psychiatrische Exploration	
Anhaltspunkte für Depression kristallieren sich heraus	→ Differentialdiagnostische Überlegungen, z. B.: Bloßer Erschöpfungszustand? Psychosomatische Störung? Nichtdepressiver Angstzustand? Neurose?
Depressive Symptomatik aufdecken	
Depressiven Zustand phänomenologisch charakterisieren	→ Wesentlich für die Wahl des Antidepressivums
Wenn immer möglich, Klärung der Genese	→ Reine Depressionsform? Misch- oder Übergangsform?
Basistherapie festlegen	→ Abhängig von der Nosologie
Ambulante oder stationäre Behandlung	→ Hospitalisierung nur aus zwingendem Grund, z. B.: Akutes Suizidrisiko, hochgradige ängstliche Agitiertheit, depressiver Stupor, schwierige familiäre Verhältnisse, alleinstehender Patient, therapieresistente Depression

P. Kielholz, W. Pöldinger, C. Adams: Die larvierte Depression, DÄV 1981

Sicherung der Diagnose eines depressiven Syndroms durch gezielte, möglichst einfache Fragen, z. B.

1. Können Sie sich noch freuen?
2. Fällt es Ihnen schwer, Entscheidungen zu treffen?
3. Haben Sie noch an etwas Interesse?
4. Neigen Sie in letzter Zeit vermehrt zum Grübeln?
5. Plagt Sie das Gefühl, Ihr Leben sei sinnlos geworden?
6. Fühlen Sie sich müde, schwunglos?
7. Haben Sie Schlafstörungen?
8. Spüren Sie irgendwelche Schmerzen, einen Druck auf der Brust?
9. Haben Sie wenig Appetit, haben Sie an Gewicht verloren?
10. Haben Sie Schwierigkeiten in sexueller Hinsicht?

H. *Hippius* in: H. *Franke*, H. *Hippius*, Geriatrie, Psychiatrie. Springer, Berlin, Heidelberg, New York 1979

Nosologische Einordnung der Depressionszustände

(nach H. Selbach u. H. Hippius)

WHO-Diagnosen (ICD 9. Revision)

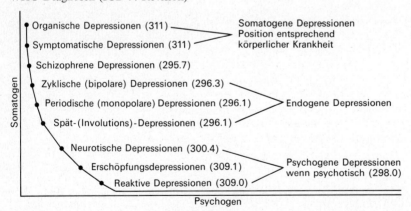

P. *Kielholz:* Zum Verlauf manisch depressiver Erkrankungen, S. 169–176. In: G. W. *Schimmelpennig,* Psychiatrische Verlaufsforschung: Methoden und Ergebnisse. Huber, Bern 1978

Vorgehen bei der Suche nach dem syndromgenetischen (ätiologischen) Schwerpunkt eines depressiven Syndroms

endogen	– hereditäre Belastung? – phasenhafter Verlauf? – Tagesschwankungen? – ohne stichhaltigen Anlaß?
körperlich begründbar	– körperliche Befunde? – durchgemachte Erkrankungen? – chronische Erkrankungen? – Mißbrauch von Medikamenten oder Alkohol?
psychogen	– aktuelle Konflikte? – chronische Konflikte? – jahrelanger Verlauf? – keine Phasen?

H. Hippius in: H. Franke, H. Hippius, Geriatrie, Psychiatrie. Springer, Berlin, Heidelberg, New York 1979

Larvierte Depression (Schwerpunkte des Syndroms)

Störung der Vitalgefühle

Körper

Abgeschlagenheit, Energieverlust,
Schlafstörung, Appetit- und Gewichtsverlust,
Libido- und Potenzverlust, Schwitzen,
Kopf- u. a. Schmerzen, Obstipation,
Schwindel, pseudopectanginöse
Beschwerden, Atembeklemmung,
Globusgefühl, Menstruationsstörungen

Seele	*Antrieb*
Gedrücktheit Gefühlsverlust Angst	Hemmung oder Agitiertheit

P. Kielholz: Zum Verlauf manisch depressiver Erkrankungen, S. 169–176. In: G. W. Schimmelpennig, Psychiatrische Verlaufsforschung: Methoden und Ergebnisse. Huber, Bern 1978

Organische Ursachen von Depressionen

I. Pharmaka und Gifte

Amphetamin
Kokain
Reserpin
Methyldopa
Alkohol
Antabus
Propranolol
Opiate
Barbiturate

Andere Sedativa
Brom-Derivate
Digitalis
Steroide
Orale Kontrazeptiva
Bleivergiftung
Andere Schwermetalle
Schwefelkohlenstoff

II. Metabolische und endokrine Störungen

Hyperthyreose
Hypothyreose
Hyponatriämie
Hypokaliämie
Cushing-Syndrom
Addison-Krankheit
Perniziöse Anämie
Pellagra
Starke Anämie
(verschiedene Ursachen)

Diabetes
Urämie
Hypophysenunterfunktion
Porphyrie
Lebererkrankungen
Hyperparathyreose
Wernicke-Korsakoff-Syndrom
Wilsonsche Krankheit

III. Infektionskrankheiten

Tuberkulose
Subakute bakterielle Endokarditis
Lues
Mononukleose

Hepatitis
Bruzellose
Enzephalitis

IV. Degenerative Erkrankungen

Parkinsonsche Krankheit
Huntingtonsche Chorea
Alzheimersche Krankheit
Multiple Sklerose
Andere Degenerationen der ZNS

V. Neoplasmen

Karzinomatose
Pankreaskarzinom
Primärer cerebraler Tumor
Cerebrale Metastase

VI. Verschiedene Zustände

Pankreatitis
Lupus und andere Kollagenerkrankungen
Chronische Pyelonephritis
Chronisches subdurales Hämatom
Hydrocephalus mit normalem Druck
Syndrom nach Commotio
Postpartum-Syndom
Menièresche Krankheit

W. H. Anderson, S. 257–261. In: *A. Lazare*, Outpatient psychiatry. Williams and Wilkins, Baltimore 1979

Organische Ursachen von manischen und hypomanischen Symptomen

Pharmakaabhängig:
Steroide und ACTH
Isoniazid
Bromderivate
L-Dopa
Antidepressiva
Halluzinogene [Marijuhana, LSD, Mescalin, Psilocybin, STP (Dimethoxy-4-methylamphetamin) Kokain]
Sympathomimetische Amine (Dexedrin, Methedrin, Preludin, Ritalin, Captagon und andere Stimulantien)
Disulfiram (Antabus)
Alkohol
Barbiturate
Anticholinergika (wie z. B. Antiparkinsonmittel vom Typ des Biperidens)
Antikonvulsiva
Benzodiazepine

Neurologische Zustände:
Tumoren (parasaggitales Meningiom, Gliom des Dienzephalons, suprasellares Craniopharyngeom)
Epilepsie
Infektion (postvirale Encephalitis, Influenza)
Generalisierte Parese
Multiple Sklerose
Huntington-Chorea
Postcerebrovaskulärer Insult
Zustand nach Resektion des rechten Temporallappens
Posttraumatischer Verwirrtheitszustand
Zustand nach elektrokonvulsiver Therapie
Delirartige, organische Hirnerkrankungen

Metabolische Zustände:
Postoperative Zustände
Hämodialyse
Hyperthyreose
Postinfektiöse Hypomanie
Cushing-Syndrom
Addisonsche Krankheit

Andere Zustände:
Zustand nach Isolation

In Anlehnung an *A. Lazare*, S. 261 – 265. In: *A. Lazare*, Outpatient psychiatry. Williams and Wilkins, Baltimore 1979

Suizidalität

Bei der Untersuchung von depressiven Patienten muß sehr sorgfältig darauf geachtet werden, ob die depressive Verstimmung womöglich mit **Suizidalität** einhergeht.

Das präsuizidale Syndrom *(Ringel)*

1. Zunehmende Einengung

    a) situative Einengung,

    b) dynamische Einengung (einseitige Ausrichtung der Apperzeption, der Assoziationen, der Verhaltensmuster, der Affekte und Abwehrmechanismen),

    c) Einengung der zwischenmenschlichen Beziehung,

    d) Einengung der Wertwelt.

2. Aggressionsstauung und Wendung der Aggression gegen die eigene Person.

3. Selbstmordphantasien
   (anfangs aktiv intendiert, später sich passiv aufdrängend).

W. Pöldinger: Kompendium der Psychopharmakotherapie. Wiss. Dienst Roche. Roche, Basel 1975

Abschätzung der Suizidalität *(Kielholz)*

(Aufzählung von besonders gefährdenden Faktoren)

A. *Eigentliche Suizidthematik und Suizidhinweise*
   1. Eigene frühere Suizidversuche und Suizidhinweise.
   2. Vorkommen von Suiziden in Familie oder Umgebung (Suggestivwirkung).
   3. Direkte oder indirekte Suiziddrohungen.
   4. Äußerung konkreter Vorstellungen über die Durchführung oder Vorbereitungshandlungen.
   5. „Unheimliche Ruhe" nach vorheriger Suizidthematik und Unruhe.
   6. Selbstvernichtungs-, Sturz- und Katastrophenträume.

B. *Spezielle Symptome und Syndrombilder*
   1. Ängstlich-agitiertes Gepräge.
   2. Langdauernde Schlafstörungen.
   3. Affekt- und Aggressionsstauungen.
   4. Beginn oder Abklingen depressiver Phasen, Mischzustände.
   5. Biologische Krisenzeiten (Pubertät, Gravidität, Puerperium, Klimakterium).
   6. Schwere Schuld- und Insuffizienzgefühle.
   7. Unheilbare Krankheiten oder Krankheitswahn.
   8. Alkoholismus und Toxikomanie.

C. *Umweltverhältnisse*
   1. Familiäre Zerrüttung in der Kindheit („broken home").
   2. Fehlen oder Verlust mitmenschlicher Kontakte (Vereinsamung, Entwurzelung, Liebesenttäuschung).
   3. Berufliche und finanzielle Schwierigkeiten.
   4. Fehlen eines Aufgabenbereichs und Lebensziels.
   5. Fehlen oder Verlust tragfähiger religiöser Bindungen.

W. *Pöldinger:* Kompendium der Psychopharmakotherapie. Wiss. Dienst Roche. Roche, Basel 1982

Fragenkatalog zur Abschätzung der Suizidalität

Je mehr Fragen im Sinne der angegebenen Antwort beantwortet werden, desto höher muß das Suizidrisiko eingeschätzt werden.

1. Haben Sie in letzter Zeit daran denken müssen, sich das Leben zu nehmen?	ja
2. Häufig?	ja
3. Haben Sie auch daran denken müssen, ohne es zu wollen? Haben sich Selbstmordgedanken aufgedrängt?	ja
4. Haben Sie konkrete Ideen, wie Sie es machen würden?	ja
5. Haben Sie Vorbereitungen getroffen?	ja
6. Haben Sie schon zu jemandem über Ihre Selbstmordabsichten gesprochen?	ja
7. Haben Sie einmal einen Selbstmordversuch unternommen?	ja
8. Hat sich in Ihrer Familie oder Ihrem Freundes- und Bekanntenkreis schon jemand das Leben genommen?	ja
9. Halten Sie Ihre Situation für aussichts- und hoffnungslos?	ja
10. Fällt es Ihnen schwer, an etwas anderes als an Ihre Probleme zu denken?	ja
11. Haben Sie in letzter Zeit weniger Kontakte zu Ihren Verwandten, Bekannten und Freunden?	ja
12. Haben Sie noch Interesse daran, was in Ihrem Beruf und in Ihrer Umgebung vorgeht? Interessieren Sie sich noch für Ihre Hobbies?	nein
13. Haben Sie jemanden, mit dem Sie offen und vertraulich über Ihre Probleme sprechen können?	nein
14. Wohnen Sie in Ihrer Wohnung, in einer Wohngemeinschaft mit Familienmitgliedern oder Bekannten?	nein
15. Fühlen Sie sich unter starken familiären oder beruflichen Verpflichtungen stehend?	nein
16. Fühlen Sie sich in einer religiösen bzw. weltanschaulichen Gemeinschaft verwurzelt?	nein
Anzahl entsprechend beantworteter Fragen	
Endzahl = max. 16	

Aus: *W. Pöldinger:* Kompendium der Psychopharmakotherapie. Wissenschaftlicher Dienst „Roche", Editiones Roche Basel 1982

Behandlung der Depressionen

(einschließlich Therapie mit Antidepressiva und Lithium-Salzen)

Gesamtbehandlungsplan der Depression

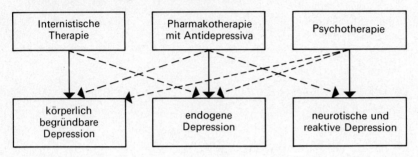

O. Benkert, H. Hippius: Psychiatrische Pharmakotherapie, 3. Aufl. Springer, Berlin, Heidelberg, New York 1980

Richtlinien für die Psychotherapie der Depression

1. Schaffen Sie eine vertrauensvolle Beziehung zu dem Patienten.
2. Betrachten Sie die Depression als ein an sich normales Erlebnis und die Störung als einen Defekt in den psychologischen, umweltabhängigen oder biologischen Heilungsmechanismen.
3. Behalten Sie die Reaktion des Patienten auf sein Depressiv-Sein im Auge und versuchen Sie aktiv, seine Moral zu heben.
4. Erheben Sie eine sorgfältige Anamnese und decken Sie Zusammenhänge auf, die zwischen der Depression des Patienten und seinen Lebensereignissen in der nahen oder fernen Vergangenheit bestehen könnten.
5. Legen Sie das Programm für eine Reihe kurzer, aber regelmäßiger Konsultationen fest, auf deren Einhaltung sich der Patient verlassen kann.
6. Planen Sie die zukünftigen Maßnahmen stets im Hinblick auf die Art und Weise, wie der Patient auf die Behandlung anspricht. Zur Wahl stehen: die Medikation von Antidepressiva, umweltorientierte psychotherapeutische Maßnahmen unter besonderer Berücksichtigung von Ehe-, Familien- und Berufsleben, Überweisung zu einem Spezialisten zwecks intensiver Psychotherapie.
7. Zwingen Sie den Patienten nicht, sich einer Behandlung zu unterziehen, die er nicht akzeptiert. Viele depressive Patienten bestehen z. B. darauf, so behandelt zu werden, als wären sie körperlich krank, und lehnen jeden Versuch ab, den emotionalen oder psychologischen Hintergrund ihres Leidens zu erforschen.
8. Denken Sie stets daran, daß im Laufe der Psychotherapie psychodynamische Faktoren auftreten können, mit denen man sich auseinandersetzen muß, z. B.:
unbefriedigtes Bedürfnis nach Abhängigkeit;
durch die Depression stimulierte Abhängigkeitsbedürfnisse;
unterdrückter Ärger;
echte oder unmotivierte Schuldgefühle;
Gefühle der Demütigung wegen des Unvermögens, die gewohnten Leistungen zu vollbringen;

zwischenmenschliche Schwierigkeiten, die zur Depression beigetragen haben oder ihr entsprungen sind;
unrealistische Anforderungen an sich selbst;
die Besorgnis, zurückgestoßen zu werden;
das Bemühen, die Spannkraft zu stärken, um mit zukünftigen Belastungen fertig zu werden.

F. F. Flach: Die Psychotherapie der Depression. In: P. Kielholz (Herausg.): Der Allgemeinpraktiker und seine depressiven Patienten. Verlag H. Huber, Bern, Suttgart, Wien 1981

Wann ist ein Antidepressivum indiziert?

Die Behandlung eines depressiven Patienten darf nie auf die Medikament-Verordnung allein reduziert werden.
Antidepressiva müssen immer als Teilfaktor eines Gesamtbehandlungsplans eingesetzt werden (s. Schema „Gesamtbehandlungsplan der Depression").
Bei den verschiedenen nosologischen Gruppen der Depressionen haben die Antidepressiva einen unterschiedlichen Stellenwert. Eine entscheidende Rolle spielen die Antidepressiva für die Behandlung der endogenen Depressionen — bei Patienten mit einer endogenen Depression sind Antidepressiva das Kernstück des Gesamtbehandlungsplans. Bei psychogenen und ebenso bei somatisch bedingten Depressionen können Antidepressiva nur Hilfsmittel (oder — bei keinen anderen Therapie-Möglichkeiten — „ultima ratio") sein. So sind für die Entscheidung, ob überhaupt ein Antidepressivum indiziert ist und ob mit einer solchen Behandlung gute bis sehr gute Aussichten auf einen Therapie-Erfolg verbunden sind, in erster Linie nosologische Gesichtspunkte ausschlaggebend.
Erfolgsaussichten:

Alle Formen (insbesondere mittelschwere bis schwere Formen — aber auch „larvierte" Formen) der **endogenen** Depression > reaktive bzw. **neurotische Depressionen.**

Antidepressiva bei **somatisch bedingten Depressionen** nur in Verbindung mit der internistischen Basistherapie oder wenn (wie z. B. bei Hirnatrophien) keine gegen das Grundleiden gerichtete Therapie möglich ist.
Unter Berücksichtigung der nosologischen Zuordnung des „depressiven Syndroms" können durch Antidepressiva folgende charakteristische Symptome beeinflußt werden:

Depressive (melancholische) Verstimmung
   (insbesondere Verstimmungen mit ausgeprägtem Morgentief = Tagesschwankungen)
Antriebshemmung
   (evtl. auch mit Tagesschwankungen: Maximum der Gehemmtheit am Vormittag)
Hoffnungslosigkeit
Innere Leere
Störung der Genußfähigkeit

Gefühl der Gefühllosigkeit
Schuldgefühle
Versündigungsideen
Verarmungsideen
Suizidideen
Auch weniger charakteristische Symptome können durch Antidepressiva beeinflußt werden.
Uncharakteristische psychische und psychovegetative Symptome
z. B. Ängste
  Zwänge
  Innere Gespanntheit
  Psychomotorische Unruhe
  Getriebenheit
  Reizbarkeit
  Empfindlichkeit
  Gleichgültigkeit
  Interessenverlust
  Apathie
  Grübelzwang
  Libidostörungen
  Müdigkeit
  Schlaflosigkeit
  Appetitlosigkeit
Uncharakteristische körperliche Beschwerden
  (evtl. auch mit Tagesschwankungen)
z. B. Druckgefühl auf der Brust
    („leibnah erlebte Traurigkeit")
  Kopfschmerzen
  Obstipation
  körperliche Schwäche
  verschiedenartige Beschwerden
    im Herz-Kreislauf-System
    im Respirations-System
    im Magen-Darm-Trakt
    im Urogenital-System
    im Bewegungsapparat

Untergruppen der Antidepressiva

In der Bundesrepublik sind zur Zeit mehr als 20 verschiedene Antidepressiva (unter rund 30 verschiedenen Handelsnamen) im Handel; dazu kommt noch eine größere Zahl von Kombinationspräparaten (Antidepressivum + Tranquilizer; Antidepressivum + kleine Dosen eines Neuroleptikums).
Es sind immer wieder Vorschläge gemacht worden, die Vielzahl der Antidepressiva zu verschiedenen Untergruppen zusammenzufassen (z. B. zu 5 oder 7 Untergruppen). Alle diese Gruppierungen sind fragwürdig — gehen manchmal auch von

Kriterien aus, die für den praktischen Gebrauch keine oder jedenfalls nur sehr geringe Bedeutung haben (z. B. strukturchemische oder pharmakologische Gesichtspunkte). Die weiteste Verbreitung fand die von Kielholz vorgeschlagene Einteilung der Antidepressiva nach 3 Hauptwirkungskomponenten (1. Depressionslösende, stimmungsaufhellende Wirkung; 2. psychomotorisch aktivierende Wirkung; 3. psychomotorisch dämpfende, angstlösende Wirkung). Durch die Charakterisierung jedes Antidepressivums nach diesem „3-Komponenten-Schema" der Hauptwirkungen wurden dann verschiedene differenzierte Untergruppierungen vorgenommen (z. B. drei oder fünf, aber auch bis zu elf [!] Untergruppen; s. Abb.).

Für die praktische Handhabung der Antidepressiva genügt es jedoch, die Antidepressiva in **zwei** oder allenfalls in **drei Untergruppen** aufzugliedern.

Antidepressiva mit

I Psychomotorisch **aktivierender** **Wirkung**	II **Neutraler Wirkung** (hinsichtlich aktivierender und sedierender Wirkungskomponenten)	III Psychomotorisch beruhigender, angstdämpfender und **sedierender Wirkung**

Desimipramin
Nortryptilin
Nomifensin
Protriptylin
Sulpirid
  (bei langfristiger
  Anwendung)
Tranylcypromin
	Clomipramin
	Dibenzepin
	Dimetracrin
	Imipramin
	Lofepramin
	Maprotilin
	Melitracen
	Mianserin
	Noxiptilin
	Sulpirid (initial)
	Trazodon
	L-Tryptophan
	Viloxazin
		Amitriptylin
		Amitriptylin-N-oxid
		Doxepin
		Trimeprimin

In Anlehnung an *O. Benkert* u. *H. Hippius:* Psychiatrische Pharmakotherapie, 3. Aufl. Springer, Berlin, Heidelberg, New York 1980

Schematische Darstellung der Wirkungsprofile der Antidepressiva

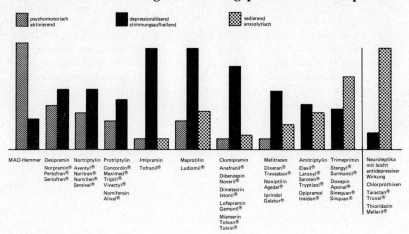

P. Kielholz, C. Adams: Schweiz. Rundschau Med. (Praxis) 67, 1580 (1978)

Drei-Komponenten-Schema *(nach Kielholz)*

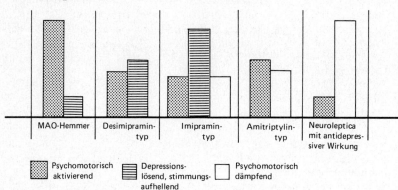

Aus: *O. Benkert, H. Hippius:* Psychiatrische Pharmakotherapie, 2. Aufl. Springer, Berlin, Heidelberg, New York 1976

Grundsätze für die praktische Durchführung und Dosierungsrichtlinien für die Therapie mit Antidepressiva

1. **Vor Therapiebeginn** muß der Patient über das Ziel und den zeitlichen Ablauf der Therapie mit Antidepressiva sowie über (besonders im Behandlungsbeginn möglicherweise auftretende) Nebenwirkungen informiert werden (z. B. über ca. 1 – 2wöchige Latenz des antidepressiven Effekts; latenzlose sedierende und schlafmachende Wirkung von Antidepressiva; subjektiv u. U. sehr lästige vegetative Irritationsphänomene und Mundtrockenheit).

2. **Beginn der Therapie**
   Einschleichende Dosierung des oral applizierten Antidepressivums bis zur mittleren Tagesdosis (innerhalb längstens einer Woche).
   NB: Bei alten Patienten liegt Wirkungsdosis und Verträglichkeitsgrenze u. U. bei 20 – 50 % der sonst üblichen Tagesdosen.

3. **Hauptphase der Therapie**
   Fortführung der Behandlung mit mittlerer Tagesdosis für mindestens zwei Wochen.
   Wenn der Therapie-Erfolg unbefriedigend ist: Dosiserhöhung.
   Behandlungsdauer mit dem einmal ausgewählten Antidepressivum für insgesamt mindestens 3 Wochen, bevor das Präparat gewechselt wird.
   NB: Vermeidung des zu schnellen und zu häufigen Wechsels des Antidepressivums.
   Wenn gewünschter Therapie-Erfolg eingetreten ist: Fortsetzung der Behandlung in gleicher Dosis. Versuch der Dosisreduktion erst dann, wenn die Besserung mindestens 4 Wochen ununterbrochen stabil geblieben ist.

4. **Beendigung der Therapie**
   Nach stabiler Besserung über einen Zeitraum von 4 Wochen: „Ausschleichende" Beendigung der Therapie über einen Zeitraum von 4 – 6 Wochen (z. B. jede Woche Reduzierung der Tages-Dosis um jeweils ein Sechstel der „Kur-Dosis"). Abbau der Abend-Dosis erst in den letzten zwei Wochen.

5. **Verordnungsschema**
   Aktivierende Antidepressiva in mehreren Dosen vom Morgen bis zum frühen Nachmittag verordnen.
   Sedierend wirkende Antidepressiva können (spez. bei schlafgestörten Patienten) durchaus in einer Einmal-Dosis am Abend gegeben werden.
   „Neutrale" Antidepressiva können über den Tag verteilt oder als Einmal-Dosis gegeben werden.

6. **Überleitung zur Lithium-Prophylaxe**
   Wenn aus dem Vorverlauf auf einen phasenhaften Verlauf zu schließen ist: Prüfung, ob Lithium-Phasen-Prophylaxe indiziert ist. Gegebenenfalls noch während der Therapie mit Antidepressiva Lithium-Behandlung einleiten.

Begleit-Medikation der antidepressiven Therapie

○ Bei ausgeprägter Angst oder starker Unruhe (Agitation) im Zusammenhang mit einer Depression:
Zusätzliche Gaben
  ○ eines Tranquilizers (z. B. Diazepam)
  ○ eines schwachen, sedativ wirkenden Neuroleptikums (z. B. Thioridazin oder Chlorprotixen)
(Übergang auf Kombinationspräparate [Antidepressivum + Tranquilizer] gerechtfertigt, wenn Compliance-Probleme bestehen)

○ Wenn trotz Verordnung sedativ wirkender Antidepressiva (ggf. in hoher Einmal-Dosierung am Abend) Schlafstörungen fortbestehen:
Abendliche Gaben
  ○ eines stärker sedierenden Tranquilizers (z. B. Diazepam oder Bromazepam)
  ○ eines Schlafmittels aus der Benzodiazepin-Gruppe (z. B. Flurazepam)
  ○ eines sedativ wirkenden Neuroleptikums (z. B. Lävomepromazin)

Unerwünschte Wirkungen von Antidepressiva

Blutdrucksenkung oder Blutdrucksteigerung (selten)
Bradykardie oder Tachykardie
Mundtrockenheit oder Hypersalivation
Obstipation oder Diarrhoe
Hypothermie oder Fieber
Schwitzen oder Anhidrosis
Hitzewallungen oder Frösteln
Hautrötung oder Blässe
Müdigkeit oder Schlafstörungen
Polyurie oder Miktionsstörungen
Miosis oder Mydriasis

Auch orthostatische Regulationsstörungen, Übelkeit und Erbrechen, Akkommodationsstörungen, Palpitationen und stenokardische Beschwerden, Kopfschmerzen und Schwindel kommen vor

O. Benkert, H. Hippius: Psychiatrische Pharmakotherapie, 3. Auflage. Springer, Berlin, Heidelberg, New York 1980

Besondere Therapie-Risiken der Antidepressiva bei verschiedenen Krankheiten

Erkrankung	Risiko	Vermeidbar durch:
Beim Glaukom	Erhöhung des Augeninnendrucks bei Substanzen mit anticholinerger Wirkung	Messung des Augeninnendrucks; ggf. Verwendung von Substanzen ohne anticholinerge Wirkung
Prostatahypertrophie	Miktionsstörungen bis zur Harnsperre bei Substanzen mit anticholinerger Wirkung	Ausscheidungskontrolle; Verwendung von Substanzen ohne anticholinerge Eigenschaften
Obstipation	Verstärkung bis zum Ileus bei Substanzen mit anticholinerger Wirkung	Ausscheidungskontrolle bzw. Verordnung von Substanzen ohne anticholinergen Effekt
Orthostatische Hypotonie	Verstärkter Blutdruckabfall	Blutdruckmessung und Dosisanpassung oder Verwendung kreislaufneutraler Substanzen
Herzinsuffizienz	Verschlechterung der Kreislaufsituation	Verordnung kreislaufneutraler Substanzen
Reizbildungs- oder Reizleitungsstörungen	Eventuell Verstärkung	EKG-Kontrolle; ggf. Verordnung kreislaufneutraler Substanzen
Epilepsie	Herabsetzung der Krampfschwelle	Dosisanpassung der antiepileptischen Basismedikation
Hohes Alter	Erhöhte Delirgefahr zusätzlich zu den oben genannten altersbedingten Störungen	Verwendung von Substanzen ohne anticholinerge Effekte oder sehr genaue Dosisanpassung

Akute Intoxikationen mit Antidepressiva durch Überdosierungen
(Nach Suizidversuchen!)

1. **Symptome**
   o Koma
   Sopor
   Somnolenz
   Verwirrtheitszustände
   Krampfanfälle
   o Hypotonie
   Tachycardie
   Reizbildungs- und Reizleitungsstörungen im EKG
   Trockenheit der Schleimhäute
   Mydriasis
   Harnverhaltung
   paralytischer Ileus

2. **Therapeutische Maßnahmen**
   Die Intoxikations-Symptome beruhen zum großen Teil auf den mehr oder weniger stark ausgeprägten anticholinergen atropinartigen Wirkungen vieler Antidepressiva.
   Deswegen kommen bis zu der immer zu veranlassenden schnellstmöglichen stationären Aufnahme (Intensivstation und nachfolgend psychiatrische Fachklinik) in Betracht:
   o Prostigmin (1 – 2 mg i.v./i.m./s.c.) oder
   o Mestinon (1 – 2 mg i.v. oder 2 – 5 mg s.c./i.m.) oder
   o Physostigmin (1 – 2 mg i.v./i.m./s.c.)
   Wiederholung in mehrstündigen Abständen,
   ggf. (möglichst nach klinischer Aufnahme):
      assistierte Beatmung
      Volumensubstitution
      EKG-Kontrolle

3. Nach erfolgreicher Behandlung der Intoxikation ist psychiatrische Behandlung zwingend notwendig.

Speisen und Pharmaka, die in Kombination mit Monoaminoxydase-Hemmern unverträglich sind

Speisen:

Käse (besonders reifer und alter)
Salzheringe
Chianti-Wein, Bier, Hefehydrolysate
Hühnerleber
Saubohnen
Fleischextrakte
Joghurt

Pharmaka:

Narkotika
Barbiturate
Amphetamine und andere Stimulantien
Ephedrin
DOPA und Methyldopa
Dopamin, Tyramin, Tryptophan, 5-Hydroxytryptophan
Chinin
Diuretika
Azetylsalizylsäure
Vasokonstriktoren
Anticholinergika
Neuroleptika (besonders Reserpin)
Tricyclische Antidepressiva (unter bestimmten Bedingungen jedoch auch Kombinationstherapie möglich)

In Anlehnung an *Benkert* und *Hippius*. In: Psychiatrische Pharmakotherapie. Springer, Berlin, Heidelberg, New York 1980

Praktisches Vorgehen bei unzureichendem Therapie-Erfolg

Wenn nach

- 3—4wöchiger Anwendung
- eines oral verabreichten Antidepressivums
- in ausreichend hoher Dosierung

kein befriedigender Behandlungserfolg eingetreten ist, kommen als **weitere Stufen** im Gesamtbehandlungsplan in Betracht:

- Übergang auf ein weiteres oral anwendbares Antidepressivum mit anderer Wirkungscharakteristik
  (z. B. bei fortbestehender ängstlicher und agitierter depressiver Verstimmung trotz ausreichend hoch dosierter Behandlung mit Dibenzepin — Übergang auf Amitriptylin
  oder bei Fortbestehen psychomotorischer Gehemmtheit nach Behandlung mit Amitriptylin — Übergang auf Desimipramin)
- Überprüfung, ob Antidepressiva wirklich in ausreichender Dosis gegeben worden sind
- Übergang auf parenterale Applikation des Antidepressivums
  (z. B. Imipramin i.m. oder Infusionen mit Clomipramin oder Dibenzepin)
- Kombination zweier Antidepressiva mit gegensätzlichen klinischen Wirkungsprofilen
  (z. B. Desimipramin + Amitriptylin)
  oder gegensätzlichen pharmakologischen Wirkungsqualitäten
  (z. B. Maprotilin + Clomipramin)
- Verordnung von Monoaminoxydase-Hemmern (z. B. als Kombinationspräparat Jatrosom)
  (Kombination von „klassischen" Antidepressiva mit MAO-Hemmern ist möglich!)
  Bei diesem Vorgehen beachten:
  MAO-Hemmer kann dem bereits verordneten „klassischen" Antidepressivum zugefügt werden.

Einer bereits laufenden Therapie mit einem MAO-Hemmer darf ein „klassisches" Antidepressivum **nicht** zugefügt werden. In diesen Fällen: 1 Woche „Pause" in der antidepressiven Therapie, die mit Tranquilizern oder Neuroleptika überbrückt werden kann.

Bei „Therapie-resistenten" Depressionen ist von vornherein auch immer in Erwägung zu ziehen, die ambulante Behandlung zu beenden und eine stationäre Therapie zu beginnen. Dort kommen als weitere Stufen in Betracht

- Schlafentzug
- Elektrokrampf-Therapie

Wann sind Lithium-Salze indiziert?

Bei allen phasisch verlaufenden endogenen Psychosen kann eine Phasen-Prophylaxe mit Lithium-Salzen durchgeführt werden.
Entscheidungskriterium für die Durchführung einer dann — bei ausreichender Verträglichkeit — über sehr lange Zeit (Jahre!) beizubehaltende „Lithium-Phasenprophylaxe" sind

1. Phasenhafter, durch symptomfreie bzw. symptomarme Intervalle gekennzeichneter **Verlauf** einer **endogenen Psychose:** unipolare Depressionen einschl. sog. Involutionsdepressionen); manisch-depressive (bipolare) Psychosen; unipolare Manien; schizoaffektive Psychosen.
2. Phasenhäufung (z. B. zwei oder mehr Phasen innerhalb von zwei Jahren).

Lithium-Präparate

Präparat	Substanz	Dosierung (Erhaltungsdosis)
Quilonum®	Lithiumacetat	prophylaktisch: 3 Oblong-Tabletten zu je 536 mg Lithiumacetat Bei Manie: Anfangsdosis 4–6 Tabletten
Quilonum® retard	Lithiumcarbonat	1–2 Oblong-Tabletten tgl. zu je 450 mg Lithiumcarbonat
Hypnorex®	Lithiumcarbonat	1–2 Tabletten tgl. zu je 400 mg Lithiumcarbonat
Lithium Duriles®	Lithiumsulfat	2–6 Tabletten tgl. zu je 330 mg Lithiumsulfat

In Anlehnung an *O. Benkert* und *H. Hippius.* In: Psychiatrische Pharmakotherapie, 3. Auflage. Springer, Berlin, Heidelberg, New York 1980

Verwendungshäufigkeit der Antidepressiva
(in % aller antidepressiven Verschreibungen)
Stand Mitte 1983 (Bundesrepublik)

Substanzen		Präparate	
Amitriptylin	> 40 %		
als Monosubstanzen		Laroxyl®	> 1 %
		Saroten®	> 7 %
		Tryptizol®	< 1 %
als Kombinationen		Limbatril®	> 24 %
		Longopax®	> 2 %
		Pantrop®	> 1 %
Nomifensin	> 9 %		
als Monosubstanz		Alival®	> 5 %
als Kombination		Psyton®	> 4 %
Maprotilin	> 7 %	Ludiomil®	> 7 %
Sulpirid	> 6 %	Dogmatil®	> 6 %
Doxepin	> 6 %	Aponal®	> 5 %
		Sinquan®	> 1 %
Mianserin	> 6 %	Tolvin®	> 6 %
Imipramin	> 3 %	Tofranil®	> 3 %
Clomipramin	> 2 %	Anafranil®	> 2 %
Amitriptylinoxyd	> 2 %	Equilibrin®	> 2 %
Dibenzepin	> 2 %	Noveril®	> 2 %
Trazodon	> 1 %	Thombran®	> 1 %
Lofepramin	> 1 %	Gamonil®	> 1 %
Desipramin	< 1 %	Pertofran®	< 1 %
Nortryptilin	< 1 %	Nortrilen®	< 1 %
Protriptylin	< 1 %	Maximed®	< 1 %
Melitracen	< 1 %	Trausabun®	< 1 %
Noxiptilin	< 1 %	Agedal®	< 1 %
Viloxazin	< 1 %	Vivalan®	< 1 %
Trimipramin	< 1 %	Stangyl®	< 1 %

Angst

Angst ist eine der häufigsten Erscheinungen des normalen und des abnormen psychischen Erlebens. Angst ist eine Emotion, ein Affektzustand, den ein Mensch subjektiv erlebt oder empfinden kann, wenn er feststellt oder glaubt, von einer Gefahr bedroht zu sein.

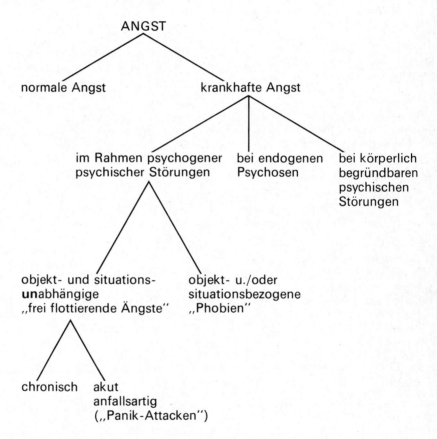

Aus: *H. E. Klein, H. Hippius:* Angst — Diagnostik und Therapie in der täglichen Praxis 1983

Quellen der Angst

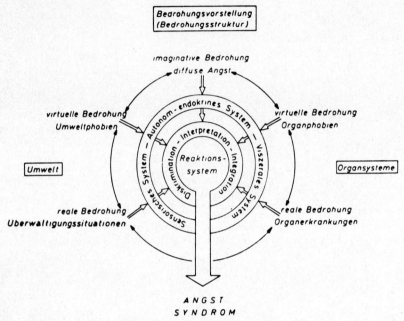

Schema der möglichen Bedrohungsquellen und der zugeordneten Wahrnehmungs- und Reaktionssysteme, die das Angstsyndrom auslösen

Aus: *F. Strian:* Angst. Springer, Berlin, Heidelberg, New York, Tokyo 1983

Genese der Angstsyndrome

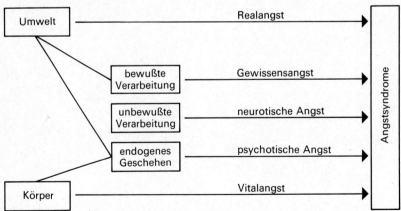

W. Pöldinger: Kompendium der Psychopharmakotherapie. Wiss. Dienst Roche, Roche, Basel 1975

Angstsyndrome

1. Psychopathologische Symptome

Qualvolles Vitalgefühl der Beengung
Empfindung, an etwas unbestimmbar Drohendes hilflos ausgeliefert zu sein
Innere Unruhe und Spannung

2. Psychomotorische Symptome

Mimische Ausdrucksphänomene
Psychomotorische Agitiertheit bis zum Raptus oder
psychomotorische Hemmung bis zum Stupor

3. Vegetative Symptome

Pupillenerweiterung	Diarrhoe
Hautblässe im Gesicht	Appetitlosigkeit
Schweißausbrüche	Schlaflosigkeit
Tachykardie	Reduktion von Libido und Potenz
Tachypnoe	Blutdruckanstieg
Mundtrockenheit	Blutzuckeranstieg

W. Pöldinger: Kompendium der Psychopharmakotherapie, Wiss. Dienst Roche, Roche, Basel 1975

Klassifikationsversuch klinischer Angstsyndrome

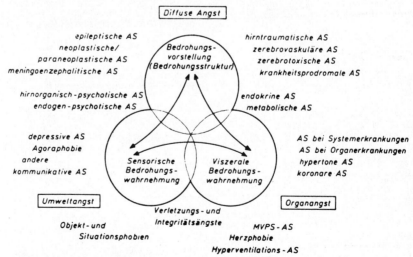

Klassifikationsversuch klinischer Angstsyndrome aufgrund der möglichen Bedrohungsquellen (AS = Angstsyndrome)

Aus: *F. Strian:* Angst. Springer, Berlin, Heidelberg, New York, Tokyo 1983

Therapie mit Tranquilizern

(Anxiolytika)

Allgemeine Wirkungen der Tranquilizer

Ein „reiner" Tranquilizer sollte auf Angst möglichst spezifisch und umschrieben wirken; d. h., diese „anxiolytische Wirkung" eines Tranquilizers sollte weitestgehend unabhängig von anderen Wirkungen (z. B. von sedativen) sein.
Entwickelt wurden die Tranquilizer aus Muskelrelaxantien und Sedativa — und so haben viele der heute gebräuchlichen Tranquilizer immer noch mehr oder minder stark ausgeprägte sedativ-hypnotische und/oder muskelrelaxierende Wirkungen, oft auch antikonvulsive Wirkungen. Im Hinblick auf den Einsatz dieser Medikamente als „Anxiolytika" sind diese anderen Wirkungskomponenten „Nebenwirkungen" — die in manchen Fällen durchaus erwünscht, in anderen Fällen aber auch unerwünscht sein können.
In den zurückliegenden zwei Jahrzehnten ist bei der Entwicklung und Untersuchung von Tranquilizern systematisch nach Pharmaka gesucht worden, in deren Wirkungsspektrum z. B. die schlafmachende oder die krampfhemmende Wirkung besonders stark hervortritt. So sind aus der Gruppe der Tranquilizer Medikamente entwickelt worden, die heute als sehr brauchbare Schlafmittel weite Verbreitung gefunden haben. Auch klinisch bewährte Antikonvulsiva sind von den Tranquilizern abgeleitet worden.

Untergruppen der Tranquilizer

Die Entwicklung der modernen Tranquilizer nahm ihren Ausgang von Meprobamat Miltaun®, einem Carbaminsäure-Derivat, dem einige andere, strukturchemisch ähnliche Pharmaka folgten. Später wurden dann Diphenylmethan-Derivate (z. B. Hydroxyzin: Atarax®, Masmoran®) in die Therapie eingeführt. Diese Pharmaka spielen heute nur noch eine untergeordnete Rolle. Die heute gebräuchlichen Tranquilizer gehören fast ausnahmslos alle der **Gruppe der Benzodiazepine und eng strukturverwandten Verbindungen** an. Daneben haben sich noch einige Tranquilizer gehalten, die struktur-chemisch den tricyclischen bzw. tetracyclischen Antidepressiva nahestehen (Benzoctamin: Tacitin®; Opipramol: Insidon®). Schließlich werden noch verschiedene Neuroleptika in niedriger Dosierung als Tranquilizer eingesetzt.

Benzodiazepin-Tranquilizer

Bei der großen Zahl der heute sehr weit verbreiteten Benzodiazepin-Tranquilizer können grob drei Gruppen unterschieden werden:

a) Tranquilizer (Anxiolytika) mit **geringem** zusätzlichem Sedationseffekt:
    Camazepam = Albego®
    Clobazam = Frisium®
    Clotiazepam = Trecalmo®
    Ketazolam = Contamex®
    Medazepam = Nobrium®
    Prazepam = Demetrin®

b) Tranquilizer (Anxiolytika) mit **mäßig starkem** zusätzlichem Sedationseffekt:
    Bromazepam = Lexotanil®, Normoc®
    Chlordiazepoxid = Librium®
    Dikalium-Chlorazepat = Tranxilium®
    Lorazepam = Tavor®
    Oxazepam = Adumbran®, Praxiten®
    Oxazolam = Tranquit®

c) Tranquilizer (Anxiolytika) mit **starkem** zusätzlichem Sedationseffekt:
    Diazepam = Valium®

Dieser groben Dreiteilung liegt die empfohlene mittlere Dosierung der verschiedenen Präparate zugrunde. Wenn Präparate der Gruppe a) höher dosiert werden, kann der Sedationseffekt auch dieser Medikamente deutlicher werden. Werden Präparate der Gruppen b) und c) hingegen sehr vorsichtig dosiert, dann bleiben die sedierenden Effekte eher diskret. So sind die Grenzen zwischen den drei Gruppen der Benzodiazepin-Tranquilizer eher fließend und durch Dosisvariationen zu verschieben.

Praktische Hinweise zur Durchführung der Behandlung mit Benzodiazepin-Tranquilizern

A. Dosierung

Die Dosierungen der verschiedenen Benzodiazepin-Tranquilizer müssen — ausgehend von den für jedes Präparat empfohlenen mittleren Dosen — bei jedem Patienten im Hinblick auf den gewünschten therapeutischen Effekt individuell angepaßt werden: „So wenig wie möglich — so viel wie nötig!"

- Beginn der Therapie am Abend mit der Hälfte oder einem Drittel der üblichen (vom Hersteller empfohlenen) Tages-Dosis
- Zusätzliche Einnahme am Tage oder Steigerung der Abend-Dosis nur wenn notwendig
- Vermeidung der geläufigen Routine-Verordnung „3mal täglich eine Tablette"!
- Nicht nur die Dosis, sondern auch die **Verteilung** der schließlich erreichten optimalen und zugleich maximalen Dosis über den 24-Stunden-Tag individuell festlegen: z. B. ein Viertel oder ein Drittel der 24-h-Dosis bei Bedarf am Morgen und/oder am Mittag — Hauptteil der Dosis am Abend vor dem Schlafengehen
- Am Beginn der Verordnung ausführliche Informationen über Wirkungen (Nutzen und Risiken) der Tranquilizer
- Frühzeitig klare Anmerkungen zu Auslaßversuchen und zur Notwendigkeit späterer Verlängerung der Einnahme-Intervalle
- Sicherstellung der Einnahme-Disziplin durch regelmäßige Kontakte und ausreichende psychotherapeutische Führung
- Überschreitung der vom Hersteller angegebenen mittleren Tages-Dosis ist nur anfangs kurzzeitig und nur mit ausdrücklicher Erlaubnis des verordnenden Arztes erlaubt
- Mit jedem Patienten muß möglichst frühzeitig eine die Besonderheiten des Einzelfalls berücksichtigende Dosis-Obergrenze vereinbart werden
- Die eigenmächtige Überschreitung der mit dem Patienten vereinbarten Dosis-Obergrenze signalisiert die Notwendigkeit, die Einnahme-Disziplin sicherzustellen. Im Wiederholungsfall Überweisung an niedergelassenen Facharzt oder an eine Klinik erwägen!
- Die Verordnung der vom Hersteller angegebenen Maximal-Dosis und die Verordnung von „Forte"-Darreichungsformen muß grundsätzlich auf akute Krisen-Interventionen beschränkt bleiben

B. Behandlungsdauer

- Frühzeitig (möglichst schon am Behandlungsbeginn) den Patienten informieren, daß Behandlungsdauer zeitlich begrenzt bleiben muß
- Nach eingetretener therapeutischer Wirkung versuchen, zu **diskontinuierlicher Einnahme** (mit zunehmender Verlängerung der Einnahme-Intervalle) überzugehen
- Diskontinuierliche, nur gelegentliche Einnahme („nach Bedarf") mit medikamentenfreien Tagen oder Wochen verringert die Gefahr der Gewöhnung und der Abhängigkeitsentwicklung entscheidend!
- Bei kontinuierlicher Anwendung von Benzodiazepin-Tranquilizern nach spätestens 6 Wochen Versuch, zu diskontinuierlicher Einnahme überzugehen
- Bei ausnahmsweise notwendiger kontinuierlicher Einnahme sollte eine Medikationsdauer von 6 bis 8 Monaten möglichst nicht überschritten werden. Bei Fortdauer der Beschwerden die Zweckmäßigkeit einer fachärztlichen Konsultation prüfen
- Sorgfältige Überwachung des Verlaufs und der strikten Beibehaltung der verordneten Dosis, um Rebound-Phänomenen vorzubeugen, die eine Beendigung der Therapie erschweren. Kommt es zu eigenmächtiger Dosissteigerung: Facharztüberweisung oder Einweisung in eine psychiatrische Fachklinik

C. Beendigung der Therapie nach längerfristiger kontinuierlicher oder diskontinuierlicher Einnahme

- Innerhalb von 4 Wochen:
  Schrittweise Reduktion der Einzel-Dosen bis auf die niedrigste einteilbare Darreichungseinheit.
  Zeitraum von 4 Wochen von vornherein fest vereinbaren!
- Anschließend innerhalb der nächsten 4 Wochen:
  Verlängerung der Einnahme-Intervalle während eines Tages, bis innerhalb von 24 Stunden nur noch eine niedrige Einmaldosis notwendig ist. Dann Übergang auf diskontinuierliche Einnahme
- Nach Erreichen der diskontinuierlichen Einnahme: völliges Absetzen innerhalb von 4 Wochen

D. Verträglichkeit

Benzodiazepine zeichnen sich durch eine sehr gute allgemeine Verträglichkeit aus. Bei Beachtung der „Praktischen Hinweise zur Durchführung der Behandlung" hinsichtlich Dosierung und Behandlungsdauer sind keine toxisch bedingten somatischen und psychischen Schädigungen zu befürchten

Nebenwirkungen der Benzodiazepin-Tranquilizer

○ Individuell unterschiedlich und bei verschiedenen Präparaten unterschiedlich häufig und intensiv (zumeist nur im Behandlungsbeginn):
  Müdigkeit
  Schläfrigkeit
  Einschränkung der Aufmerksamkeit
  Konzentrationsschwäche
  (oft subjektiv nicht empfundene) Beeinträchtigung des Reaktionsvermögens

○ Diese Nebenwirkungen (Müdigkeit usw.) können als Zeichen einer im Einzelfall relativen Überdosierung aufgefaßt werden

○ Seltene Nebenwirkungen:
  Blutdruckabfall
  Libidostörungen
  Ataxie
  Obstipation
  verstärktes Träumen
  verwaschene Sprache
  verminderter Blasentonus
  Dosierung überprüfen!

○ Sehr seltene Paradoxwirkungen:
  Unruhe
  Erregtheit
  Schlafstörungen (Schlaflosigkeit)
  psychomotorische Erregungszustände

○ Bei geriatrischen Patienten mit beeinträchtigtem cerebralem Funktionsniveau:
  Zunahme der Funktionsbeeinträchtigung bis zur Intensität eines Verwirrtheitszustands in Einzelfällen möglich

Akute Intoxikationen mit Benzodiazepinen

Wie alle Sedativa und Hypnotika werden auch Benzodiazepine in suizidaler Absicht eingenommen. Im Gegensatz zu klassischen Hypnotika (z. B. Barbituraten) sind die Intoxikations-Folgen der Benzodiazepine vergleichsweise harmlos: Nach der Einnahme einer Packung zu 50 Tabletten eines beliebigen Benzodiazepin-Tranquilizers kommt es beim gesunden Erwachsenen lediglich zu einem 24- bis 48-stündigen Tiefschlaf, aus dem der Patient meist noch erweckbar ist.

Bei akuter Intoxikation entwicklen sich in Abhängigkeit von Alter, Körpergewicht, individueller Disposition und in Abhängigkeit von der Dosis die verschiedenen Stadien der für Sedativa und Hypnotika charakteristischen, jedoch bei „reinen" Benzodiazepin-Intoxikationen fast nie dramatische Ausmaße erreichenden Zustandsbilder:

>   Müdigkeit
>   Benommenheit (evtl. mit Ataxie)
>   Somnolenz
>   Sopor
>   Koma (evtl. mit Atemdepression und Blutdruckabfall)

Therapeutische Maßnahmen bei akuter Benzodiazepin-Intoxikation

Bei normaler Atmung:
  Patienten ausschlafen lassen!

Bei Verdacht auf Einnahme größerer Mengen:
  Nach frühzeitiger Entdeckung:
  Magenspülung

Bei erheblichem Blutdruckabfall:
  Stützung des Kreislaufs durch Volumensubstitution und Kreislaufmittel vom Noradrenalin-Typ

Bei Atem-Insuffizienz:
  Assistierte Beatmung

Bei Verdacht auf Misch-Intoxikationen:
  Vorsicht!! Viel gefährlicher als reine Benzodiazepin-Intoxikationen!
  Einweisung in eine Klinik mit Intensiv-Station:
  Infektprophylaxe
  Forcierte Diurese
  Hämodialyse
  Peritonealdialyse

Nach Überstehen jeder (auch noch so harmlos verlaufenden) akuten Intoxikation im Rahmen eines Suizid-Versuchs:
  Psychiatrische Nachsorge unerläßlich!

Zum Problem der Abhängigkeit von Benzodiazepin-Tranquilizern

○ Die Entwicklung einer primären Benzodiazepin-Abhängigkeit (mit Dosis-Steigerungen, Toleranz-Entwicklung und Manifestation von Abstinenz-Syndromen nach Absetzen) ist bei ordnungsgemäß durchgeführter Therapie extrem selten.

○ Im Vergleich zu anderen sedativ wirkenden Pharmaka (z. B. Barbiturate) haben Benzodiazepine ein sehr viel niedrigeres Potential, Abhängigkeiten und Süchte zu erzeugen. Deswegen sind Abhängigkeiten im Hinblick auf die Verordnungsfrequenz der Benzodiazepine äußerst selten.

○ Wenn Patienten auf der Weiterverordnung eines Benzodiazepin-Tranquilizers bestehen, darf darin keinesfalls schon eine eindeutige Benzodiazepin-Abhängigkeit gesehen werden.

○ Benzodiazepin-Abhängigkeiten kommen im allgemeinen nur bei bestimmten prädisponierten Personengruppen vor:
  1. Polytoxikomane Patienten, die im Verlauf ihrer Abhängigkeit später auch auf Benzodiazepine zurückgreifen (rund 60% der Fälle);
  2. Alkoholiker, die Benzodiazepine später zusätzlich oder konsekutiv (als „Umsteiger") mißbrauchen (rund 30% der Fälle);
  3. Primäre Benzodiazepin-Abhängigkeiten (weniger als 10% aller beobachteten Benzodiazepin-Abhängigkeitsfälle).

Bedeutung der Halbwertzeit der Benzodiazepin-Tranquilizer

In den letzten Jahren ist den unterschiedlichen Eliminations-Halbwertzeiten der Benzodiazepin-Tranquilizer und Benzodiazepin-Schlafmittel besondere Aufmerksamkeit gewidmet worden. Es wird vermutet, daß z. B. die Eignung als Schlafmittel, aber auch die Potenz, zu Abhängigkeiten zu führen, mit der Halbwertzeit der verschiedenen Substanzen zusammenhängen könnten. Vorläufig ist es jedoch noch nicht bewiesen, daß solche Zusammenhänge bestehen.

○ Die interindividuellen Streuungen einer Substanz bei verschiedenen Patienten sind zum Teil ebenso groß wie die Unterschiede der Halbwertzeiten verschiedener Substanzen beim gleichen Patienten.

○ Oft ist über die Wirkungen und über die Halbwertzeiten der Metaboliten eines Benzodiazepin-Tranquilizers wenig Verläßliches bekannt.

○ Zwichen Eliminationskinetik und klinischer Wirksamkeit besteht kein einfacher linearer Zusammenhang. Die sedative Wirkung kann bei relativ niedrigen Serum-Konzentrationen (z. B. bei besonders sedations-empfindlichen Patienten) sehr ausgeprägt sein, während die sedative Wirkung andererseits trotz sehr hoher Serum-Konzentrationen (z. B. in der Abklingphase einer Intoxikation bei einem Patienten, der zuvor schon längere Zeit Benzodiazepine eingenommen hat) relativ gering sein kann.

Aus der Kenntnis der Halbwertzeiten der verschiedenen Benzodiazepine und der Untersuchung der Serum-Konzentrationen lassen sich bisher noch keine in der Praxis brauchbaren Handlungsweisen ableiten.

Im allgemeinen sind bei individuell angepaßter Dosierung bei den verschiedenen Benzodiazepin-Tranquilizern keine Kumulationseffekte zu befürchten. Nur bei unsachgemäßer langfristiger kontinuierlicher Verabreichung von Dosen, die an der oberen Grenze der ambulanzüblichen Dosierung liegen, können sich unerwünscht hohe Wirkstoffkonzentrationen aufbauen. Namentlich bei Patienten im höheren Lebensalter können dann durch die erhöhten Wirkstoffkonzentrationen im Organismus Nebenwirkungen wie Ataxie und Vigilanz-Störungen auftreten.

Einige Faustregeln für den Umgang mit Benzodiazepin-Tranquilizern

1. Benzodiazepine sollten niemals rein symptomorientiert verordnet werden. Vor der Verordnung von Benzodiazepin-Tranquilizern muß sorgfältig analysiert werden, welche „Wurzeln" (Ursachen) die zu behandelnde Symptomatik hat.
2. Jede Behandlung mit Benzodiazepin-Tranquilizern erfordert über die Medikamenten-Verordnung hinaus ein unverzichtbares Minimum an psychotherapeutischer Führung, an Zeit und Zuwendung für den Patienten.
3. Vor jeder Verordnung von Benzodiazepinen muß anamnestisch sorgfältig überprüft werden, ob bei dem Patienten Neigung zu Mißbrauch von Medikamenten und/oder Alkohol und/oder Rauschmitteln bestehen könnte.
4. Unkritische Wiederverordnungen über einen längeren Zeitraum oder womöglich sogar ohne zeitliche Begrenzung müssen unbedingt vermieden werden. Jede Wiederverordnung darf nur nach Analyse des bisherigen Therapieverlaufs (insbesondere der Dauer) und nach Überprüfung der weiterhin bestehenden Behandlungsindikation sowie nach Formulierung einer weiteren Verlaufsprognose erfolgen.
5. In der Initialphase der Behandlung sollten die Konsultationsintervalle, in denen der Patient sich selbst überlassen ist, möglichst kurz sein.
6. Am Behandlungsbeginn sollten ausreichende Dosen verordnet werden, damit der Patient nicht dazu verleitet wird, von sich aus höhere als die verordneten Dosen einzunehmen.
7. Durch zu hohe Dosen können Angst und Unruhe zwar eindrucksvoll gedämpft werden; das Therapie-Ziel der Rehabilitation des Patienten wird jedoch durch die überschießenden Wirkungen der Benzodiazepine verfehlt.
8. Die Dosisverteilung über den gesamten Tag muß den individuellen Bedürfnissen des Einzelfalls angepaßt werden.
9. Benzodiazepine sollten immer nur so lange Zeit wie nötig, letztlich so kurze Zeit wie möglich verordnet werden. Nach kontinuierlicher Einnahme höherer, aber durchaus noch ambulanzüblicher Dosen über einen Zeitraum von mehr als 8 Monaten können bei abruptem Absetzen rebound-bedingte Abstinenzsymptome auftreten. Rebound-Phänomene dürfen nicht mit Wiederauftreten der ursprünglichen Symptomatik verwechselt werden. Sie erfordern eine einschleichende Beendigung der Therapie unter besonders intensiver Patientenführung.
10. Die Dosis-Reduktion und das Absetzen von Benzodiazepinen müssen unter sorgfältiger ärztlicher Beobachtung und unter guter psychotherapeutischer Führung des Patienten erfolgen.
11. Bei unzureichender therapeutischer Wirkung der Benzodiazepin-Tranquilizer ist es angezeigt zu überprüfen, ob nicht womöglich eine endogene Depression vorliegt, die mit Antidepressiva und nicht mit Tranquilizern zu behandeln wäre.
12. Es ist zweckmäßiger, mit einigen wenigen Benzodiazepinen breitere therapeutische Erfahrungen zu sammeln, als mit vielen verschiedenen Tranquilizern therapeutisch zu experimentieren.

Übersicht über Tranquilizer (Handelspräparate)

Handelsname	Generic name	Tagesdosis p.o. in mg (vom Hersteller empfohlen)
Adumbran®	Oxazepam	10 – 30
Adumbran® forte	Oxazepam	75 – 150
Albego®	Camazepam	10 – 20
Atarax® 10/25 mg	Hydroxyzin-dihydrochlorid	30 – 75
Contamex®	Ketazolam	15 – 60
Cyrpon®/forte	Meprobamat	400 – 1600
Demetrin®	Prazepam	20 – 40
Diazepam 5 Stada®	Diazepam	5 – 15
Diazepam 10 Stada®	Diazepam	5 – 15
Diazepam-ratiopharm® 2/5/10 mg	Diazepam	2 – 60
Diazepam-Woelm®	Diazepam	1 – 30
Frisium® 10/20	Clobazam	20 – 30
Gamaquil®	Phenprobamat	1200 – 2400
Lamra®	Diazepam	1 – 30
Lexotanil® 6	Bromazepam	1,5 – 12
Librium®	Chlordiazepoxid	5 – 30
Librium® Tabs	Chlordiazepoxid	6 – 25
Masmoran®	Hydroxyzin-dihydrochlorid	75 – 400
Meprobamat Saar	Meprobamat	200 – 2400
Meprosa	Meprobamat	600 – 2400
Mono-Demetrin®	Prazepam	20
Multum®	Chlordiazepoxid	15 – 150
Nobrium® 5/10	Medazepam	5 – 30
Praxiten®	Oxazepam	45
Praxiten® forte	Oxazepam	50 – 150
Reorganin®	Guaifensin	500 – 1500
Tacitin®/Tacitin mite	Benzoctamin + HCl	10 – 60
Tavor® 1.0/2.5	Lorazepam	2 – 7,5
Tranquase® 5/10	Diazepam	5 – 15
Tranquo®-Tablinen 5/10	Diazepam	2,5 – 40
Tranxilium® 5/10/20	Dikaliumclorazepat	5 – 20
Tranxilium® injizierbar 100 mg	Dikaliumclorazepat	100 – 300
Trecalmo®	Clotiazepam	5 – 15
Urbilat®	Meprobamat	600 – 1200
Valium® Roche 2/5/10	Diazepam	2 – 20

In Anlehnung an Rote Liste 1983, Edition Cantor, Aulendorf

Neuroleptika in der Dosierung als Tranquilizer (Auswahl)

Präparat	Generic name	Form (mg)	Tageshöchstdosis (mg)
Aolept®	Periciazin	1 Tb. = 10	bis 10
Ciatyl®	Clopenthixol	1 Drg. = 10	bis 10
Decentan®	Perphenazin	1 Drg. = 4	bis 8
Esucos®	Dixyrazin	1 Tbl. = 10	bis 20
Forit®	Oxypertin	1 Tbl. = 40	bis 40
Haldol® Janssen	Haloperidol	1 Tr. = 0,1	bis 10 Tr. = 1
Imap®	Fluspirilen	0,75 ml = 1,5 i.m.	1 × pro Woche 1 – 1,5 mg
Inofal®	Sulforidazin	1 Tbl. = 50	bis 50
Jatroneural®	Trifluoperazin	1 Drg. = 2	bis 4
Lyogen®	Fluphenazin	1 Tr. = 0,03	bis 30 Tr. = 1
Melleretten®	Thioridazin	1 Drg. = 10	bis 50
Melleril®	Thioridazin	1 Drg. = 25	bis 50
Neurocil®	Laevomepromazin	1 Tbl. = 25	bis 50
Omca®	Fluphenazin	1 Tr. = 0,1	bis 10 Tr. = 1
Orap®	Pimozid	1 Tbl. = 1	bis 1
Orbinamon®	Tiotixen	1 Tbl. = 10	bis 10
Taractan®	Chlorprothixen	1 Drg. = 5	bis 45
Taxilan®	Perazin	1 Drg. = 25	bis 50
Truxal®	Chlorprothixen	1 Drg. = 15	bis 45
Truxaletten®	Chlorprothixen	1 Drg. = 5	bis 45

Moderne Medizin, Praxiskalender 1981, Peri Med Verlag, Erlangen

Eliminationshalbwertzeit von Benzodiazepinen

	Generic name	Präparat
Ultrakurzwirkend $T_{1/2} \sim 5\,h$	Clotiazepam® Triazolam®	Trecalmo® Halcion®
Kurz- bis mittelwirkend $T_{1/2}$ 5–24 h	Bromazepam® Camazepam® Flunitrazepam® Ketazolam® Lorazepam® Lormetazepam® Nitrazepam® Oxazepam® Clonazepam®	Lexotanil® Albego® Rohypnol® Contamex® Tavor® Noctamid® Mogadan®, Imeson® Adumbran®, Praxiten® Rivotril®
Langwirkend $T_{1/2} > 24\,h$	Chlordiazepoxid® Clobazam® Diazepam® Dikalium-Chlorazepat® Flurazepam® Medazepam® Oxazolam® Prazepam®	Librium® Frisium® Valium® Tranxilium® Dalmadorm® Nobrium® Tranquit® Demetrin®

Aus: *H.-J. Haase, O. K. Linde* in: Psycho, 4/81, Verlag Dr. med. D. Straube, Erlangen

Alkohol — Medikamente — Rauschmittel

Mißbrauch — Abhängigkeit — Sucht

Alkoholismus, Medikamenten- und Rauschmittelmißbrauch und Süchte nehmen weiterhin zu. Deswegen werden Ärzte immer häufiger mit den Problemen dieser Patienten konfrontiert — auch wenn die Ärzte selbst oft nicht in die Therapie und Rehabilitation dieser Sucht-Patienten einbezogen werden. Dennoch müssen die geläufigen Suchtmittel (einschließlich der als Medikamente verfügbaren Psychostimulantien) bekannt sein.

Eine Broschüre „Drogenberatung — wo?" mit Einrichtungen der Behandlung und Wiedereingliederung für Drogen-, Alkohol- und Medikamentengefährdete und Abhängige kann als Einzelexemplar mit adressiertem und ausreichend frankiertem Rückumschlag bei der Bundeszentrale für gesundheitliche Aufklärung, Postfach 93 01 03, 5000 Köln 91 oder beim Bundesminister für Jugend, Familie und Gesundheit, Referat 343, Postfach 20 04 90, 5300 Bonn 2, angefordert werden.

Wegen der Delirien, die bei Alkoholismus und Drogenmißbrauch auftreten können, wurde eine Übersicht über die verschiedenen Ursachen von Delirien in das Tabellenwerk aufgenommen (Tab. S. 100).

Kurzfragebogen für Alkoholgefährdete
(Fachkrankenhaus Ringgenhof)

1. Leiden Sie in der letzten Zeit häufiger an Zittern der Hände? — Ja/Nein
2. Leiden Sie in der letzten Zeit häufiger an einem Würgegefühl (Brechreiz), besonders morgens? — Ja/Nein
3. Wird das Zittern und der morgendliche Brechreiz besser, wenn Sie etwas Alkohol trinken? — Ja/Nein
4. Leiden Sie in der letzten Zeit an starker Nervosität? — Ja/Nein
5. Haben Sie in Zeiten erhöhten Alkoholkonsums weniger gegessen? — Ja/Nein
6. Hatten Sie in der letzten Zeit öfters Schlafstörungen oder Alpträume? — Ja/Nein
7. Fühlen Sie sich ohne Alkohol gespannt und unruhig? — Ja/Nein
8. Haben Sie nach den ersten Gläsern ein unwiderstehliches Verlangen, weiterzutrinken? — Ja/Nein
9. Leiden Sie an Gedächtnislücken nach starkem Trinken? — Ja/Nein
10. Vertragen Sie z. Z. weniger Alkohol als früher? — Ja/Nein
11. Haben Sie nach dem Trinken schon einmal Gewissensbisse (Schuldgefühle) empfunden? — Ja/Nein
12. Haben Sie ein Trinksystem versucht (z. B. nicht vor bestimmten Zeiten zu trinken)? — Ja/Nein
13. Bringt Ihr Beruf Alkoholtrinken mit sich? — Ja/Nein
14. Hat man Ihnen an einer Arbeitsstelle schon einmal Vorhaltungen wegen Ihres Alkoholtrinkens gemacht? — Ja/Nein
15. Sind Sie weniger tüchtig, seit Sie trinken? — Ja/Nein
16. Trinken Sie gerne und regelmäßig ein Gläschen Alkohol, wenn Sie alleine sind? — Ja/Nein
17. Haben Sie einen Kreis von Freunden und Bekannten, in dem viel getrunken wird? — Ja/Nein
19. Haben Sie zu Hause oder im Betrieb einen kleinen versteckten Vorrat mit alkoholischen Getränken? — Ja/Nein
20. Trinken Sie Alkohol, um Streßsituationen besser bewältigen zu können oder um Ärger und Sorgen zu vergessen? — Ja/Nein
21. Sind Sie oder/und Ihre Familie schon einmal wegen Ihres Trinkens in finanzielle Schwierigkeiten geraten? — Ja/Nein
22. Sind Sie schon einmal wegen Fahrens unter Alkoholeinfluß mit der Polizei in Konflikt gekommen? — Ja/Nein
23. Sind Sie davon überzeugt, daß Sie ohne Hilfe von anderen Ihren Alkoholkonsum meistern können? — Ja/Nein

W. Keup, Dt. Ärztekalender. Urban-Schwarzenberg, München 1980

Alkoholikertypen nach Jellinek

Art des Alkoholismus	Psycholog. Anfälligkeit	Soziokultur. Elemente	Suchtkennzeichen	Abhängigkeit
α	+++− ++++	+− (++++)	O kein Kontrollverlust, aber undiszipliniertes Trinken	*nur* psychisch
β	+	+++ (Wochenendtrinker)	O kein Kontrollverlust	keine, außer soziokulturelle
γ	+++− ++++	+− (+++)	++++ Kontrollverlust, jedoch Fähigkeit zur Abstinenz	zuerst psychische Abhängigkeit, später physische Abhängigkeit
δ	+	+++− ++++	++++ Unfähigkeit zur Abstinenz, aber kein Kontrollverlust	physische Abhängigkeit

Aus *E. M. Jellinek*, Canad. med. Assoc. J. 83 (1960) 1341−1346

Entstehungsbedingungen des Alkoholismus

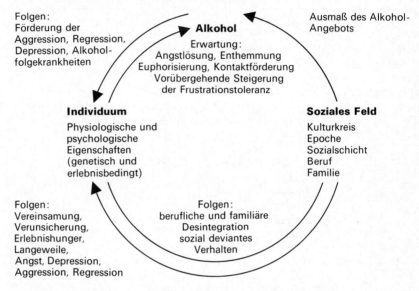

W. *Feuerlein:* Suchtleiden einschließlich Alkoholismus, S. 406. In: *K. A. Flügel*, Neurologische und psychiatrische Therapie. Straube, Erlangen 1978

Verlaufskurve der Alkoholsucht und ihrer Überwindung

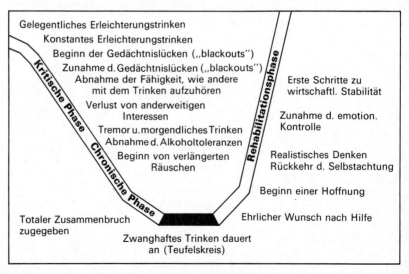

W. *Feuerlein:* Suchtleiden einschließlich Alkoholismus, S. 408. In: *K. A. Flügel*, Neurologische und psychiatrische Therapie. Straube, Erlangen 1978

Drogentypen: Intoxikation und chronischer Mißbrauch

Drogentyp (WHO-Definition)	Intoxikation		Chronischer Mißbrauch			Psychosen			
	typisch	atypisch	Abhängigkeit		Wesensänderung	Wahnpsychose	Halluzinose	Korsakow	Entzugsdelir
			psychisch	körperlich					
Alkohol	Rausch	atypische Räusche	+	+	+++	+	+	+	+
Barbiturat	Beruhigung, Bewußtseinstrübung	Erregung	+	++	+	-	-	(+)	+
Antipyretische Analgetika	Beruhigung, Anregung, Bewußtseinstrübung	Erregung	+	+	+	-	-	(+)	+
Morphin u. a. Abkömmlinge	Euphorie, Beruhigung		++	++	++	-	-	-	-
Cocain	Euphorie, Enthemmung	deliriös	++	(+)	+	+	(+)	(+)	-
Cannabis	Versenkung, Entspannung	Erregung, Verstimmung (deliriös)	+	(+)	(+)	+	+	?	-
Amphetamin u. a. Stimulantien	Antriebssteigerung	Erregung	++	(+)	(+)	+	+	?	-
Halluzinogene	Halluzinationen, Versenkung	Wahn, Erregung	+	-	(+)	+	+	-	-

In Anlehnung an: *P. Kielholz, D. Ladewig* in *H.-J. Haase*: Therapie mit Psychopharmaka und anderen seelisches Befinden beeinflussenden Medikamenten, 4. Aufl. Schattauer, Stuttgart, New York 1977

Psychostimulantien

Wirkung:	Vigilanzhebend, leistungssteigernd, z. T. appetitmindernd
Nebenwirkungen:	Vegetative Erregung, bei Dauergebrauch Suchtgefahr (!) (oft gemeinsam mit Abusus von Sedativa), toxische Psychosen
Indikationen:	Nicht als Dauermedikation (!), vorübergehend bei Leistungsschwäche in der Rekonvaleszenz, evtl. Narkolepsie und Hypersomnie

Präparat	Generic name			Therapeutische Tages-Gesamtdosis
Captagon	Fenetyllin	1 Tbl.	= 50 mg	bis 2 Tbl.
Eventin	Propylhexedrin	1 Drg.	= 25 mg	bis 3 Drg.
Pervitin*	Methamphetamin	1 Tbl.	= 3 mg	bis 4 Tbl.
Reactivan	Fencamphamin	1 Drg.	= 10 mg + Vitamine	bis 3 Drg.
Ritalin*	Methylphenidat	1 Tbl.	= 10 mg	bis 4 Tbl.
Tradon	Pemolin	1 Tbl.	= 20 mg	bis 2 Tbl.

* Betäubungsmittel-Gesetz!

Ursachen für ein Delir

A. Innere oder chirurgische Erkrankungen

1. Typhus
2. Pneumonie
3. Sepsis, insbesondere Erysipel und andere Streptokokkeninfektionen
4. Rheumatisches Fieber
5. Thyreotoxikose und ACTH-Vergiftung
6. Metabolische Störungen: hepatischer Stupor, Hyperkapnie, Porphyrie
7. Herzversagen

B. Neurologische Erkrankungen

1. Vaskuläre, neoplastische oder andere Krankheiten, die die Temporallappen und obere Anteile des Hirnstammes betreffen
2. Gehirnkontusionen und -verletzungen
3. Akute, eitrige und tuberkulose Meningitis
4. Subarachnoidale Blutung
5. Enzephalitis bedingt durch virale oder unbekannte Ursachen
6. Vaskuläre Gehirnerkrankungen, Tumoren und Aszesse
7. Subdurales Hämatom

C. Abstinenzstatus, exogene Intoxikationen, postkonvulsiver Status

1. Entzug von: Alkohol, Barbituraten und nichtbarbiturathaltigen Sedativa
2. Medikamentöse Intoxikationen: Opiate, Barbiturate, Bromderivate, Coffein, Mutterkornalkaloide, Scopolamin, Atropin, Amphetamin, Artane, Neuroleptika und Antidepressiva in Abhängigkeit von ihrer anticholinergen Potenz
3. Zustand nach Commotio

In Anlehnung an *M. B. Keller, T. C. Manschreck*. In: *A. Lazare*, Outpatient psychiatry. Williams and Wilkins, Baltimore 1979

Somatisch bedingte psychische Störungen

Klassifikation organisch bedingter psychopathologischer Syndrome nach Verlauf (Reversibilität) und Symptomatologie

A. Reversible Syndrome

1. Mit ausgeprägten Bewußtseinsstörungen
   a) Delir — akut und subakut
   b) Stupor — apathisch, verwirrt
   c) Dämmerzustand

2. Durchgangs-Syndrome (ohne Bewußtseinsstörungen)
   a) Emotional-hyperästhetisches Syndrom („Hyperästhetisch-emotionaler Schwächezustand")
   b) Depressive und manische Syndrome
   c) Paranoide Syndrome
   d) Körperhalluzinationen
   e) Paranoid-halluzinatorische Syndrome
   f) Katatone Syndrome
   g) Ausgeprägtes konfabulatorisches Syndrom
   h) Amnestische Syndrome

B. Irreversible Syndrome (Organisches Psychosyndrom i.e.S.)

1. Fortschreitende Demenz

2. Organische Defektzustände
   a) Nicht-progressiver intellektueller Defektzustand
   b) Chronisches emotional-hyperästhetisches Syndrom
   c) Chronische amnestische Syndrome (einschließlich amnestischer Demenz und *Korsakow*-Syndrom)
   d) Chronische hirnlokale Psychosyndrome

In Anlehnung an: *M. Hamilton* (Hrsg.): Fish's outline of psychiatry, 3rd Edition. Wright and Sons, Bristol 1978

Klassifikation organisch bedingter psychopathologischer Syndrome aufgrund von neurologischen, intern-medizinischen und Laborbefunden

I. Krankheiten, bei denen die immer vorhandenen neurologischen Symptome den Weg zur Diagnose weisen:

1. Chorea Huntington
2. Entmarkungskrankheiten (z. B. Schildersche Krankheit)
3. Lipidspeicherkrankheiten (z. B. amaurotische Idiotie)
4. Myoklonus-Epilepsie
5. Jacob-Creutzfeldtsche Krankheit
6. Cerebrocerebelläre System-Degenerationen
7. Multi-Infarkt-Demenz (mit spastischer Hemiplegie)

II. Krankheiten, bei denen die oft, aber keineswegs immer vorhandenen neurologischen Symptome den Weg zur Diagnose weisen:

1. Cerebrale Gefäßkrankheiten (z. B. cerebrale Arteriosklerose)
2. Hirntumoren
3. Hirntraumen (einschließlich Hirntraumafolgen wie z. B. Muskelhirnblutungen und chronisch-subdurale Hämatome)

III. Krankheiten, bei denen die internistischen und/oder die Laborbefunde den Weg zur Diagnose weisen können:

1. Hypothyreose
2. Cushing-Syndrom
3. Avitaminosen (z. B. Pellagra)
4. Chronische Intoxikationen (z. B. Bromismus)
5. Alkoholismus (einschließlich Korsakow-Syndrom und Wernicke-Encephalopathie)
6. Neurolues
7. Perniziöse Anämie
8. Hepatolentikuläre Degenerationen
9. Cerebrale Arteriosklerose
(bei 5.–9. können auch die neurologischen Symptome den Weg zur Diagnose weisen)

IV. Krankheiten, bei denen die neurologischen, internistischen und Laborbefunde oft unauffällig sind

1. Alzheimersche Krankheit und senile Demenz
2. Picksche Krankheit
3. Marchiafava-Bignamische Krankheit (manchmal Frontallappen-Symptome)
4. Hirntumoren des Frontallappens und des Corpus callosum
5. Hydrocephalus bei normalem Druck

In Anlehnung an *A. Lazare:* Outpatient psychiatry. Williams & Wilkins, Baltimore 1979

Somatische Untersuchungen bei Verdacht auf die somatische Bedingtheit psychischer Störungen (z. B. bei Durchgangs-Syndromen)

1. **Sich aufdrängende neurologische Befunde**
   a) Krampfanfall
   b) Nackensteifigkeit
   c) Hemiparesen
   d) Extrapyramidale Symptomatik
   e) Somnolenz, Schlafanfall
   f) Zerebellare Symptomatik: Intentionstremor
   g) Neuropsychologische Störungen
   h) Finger- und Handtremor

2. **Sich aufdrängende internistische Befunde**
   a) Zyanose
   b) Ikterus
   c) Glatte Zunge, fahles Hautkolorit, Mundrhagaden
   d) Dyspnoe
   e) Foetor
   f) Feuchte Hände

3. **Durch sorgfältige körperliche Untersuchung zu gewinnende Befunde**
   a) Seitendifferenzen der Eigenreflexe, spastische Reflexe
   b) Stauungspapille, andere Fundusveränderungen
   c) Hemihyperästhesie
   d) Geruchsminderung
   e) Stenosegeräusche
   f) „Flapping tremor", Flügelschlagen, Kaiser-Fleischer-Kornealring
   g) Lebervergrößerung

4. **Apparative Diagnostik**
   Wichtige Verfahren:
   a) Röntgen-Nativ-Aufnahmen
   b) Elektroenzephalogramm
   c) Echoenzephalogramm
   d) Hirnszintigramm
   e) Kraniales Computer-Tomogramm

   Besondere Verfahren:
   f) Doppler-Sonogramm (extrakranielle Gefäßstenosen!)
   g) Evozierte Potentiale
   h) Nystagmogramm

5. **Laboratoriumsbefunde**
   a) Liquorbefunde
   b) Allgemeine internistische Laboratoriumsbefunde
   c) Besondere internistische Laboratoriumsbefunde z. B. Blutzuckerwerte

H. J. Haase (Hrsg.): Krisenintervention in der Psychiatrie. Schattauer, Stuttgart 1978

Zerebrale Gefäßkrankheiten

Krankheiten	Vorzugslokalisation	Auswirkungen
Arteriosklerose	extrakraniell Siphon der A. carotis Circulus Willisi leptomeningeale Arterien nicht intrazerebral	Stenose durch Plaques, Gefäßverschluß durch Thrombus oder Mikroembolien, intermittierende ischämische Attacken, Hirninfarkt-Enzelophalomalazie
Hypertonie a) basale Arteriosklerose b) Hyalinose = Arteriosklerose	Arteriosklerose in peripheren und basalen Arterien A. basilaris kleine Arterien im Kortex und Stammganglien	Entwicklung einer Arteriosklerose frühzeitig im Leben Basilarisverschluß Massenblutung, Kugelblutung, Mikroinfarkt, Status lacunaris
Hirnembolie bei Herzkrankheiten	Stromgebiet A. carotis interna und A. cerebri media	rezidivierende Hirninfarkte
kongophile Angiopathie	Hirnbasis, Kortex besonders occipital	Amyloid im hohen Lebensalter, Hirnatrophie
Arteriitiden: Lues Thrombangiitis obliterans Periarteriitis nodosa Erythematodes visceralis	meist kleinere leptomeningeale Gefäße, auch basale Arterien	Hirninfarkte, auch Blutungen, Anfälle
Arteriitis cranialis A. temporalis superficialis A. ophthalmica	A. temporalis superficialis A. ophthalmica	Kopfschmerzen, Retinainfarkte
Gefäßfehlbildungen a) Aneurysmen, sackförmige, fusiforme	Verzweigungsstellen der Arterien d. Circulus Willisi	Ruptur, intrazerebrales Hämatom, Subarachnoidalblutung, Gefäßspasmus, Hirnnervenlähmungen
b) arteriovenöses Angiom	meist Großhirn, überwiegend Kortex	Blutung, Hirnatrophie, Anfälle
Hirnvenen- und Sinusthrombose	oberflächliche und in der Tiefe gelegene Sinus, z. B. Sinus sagittalis superior, Sinus cavernosus	hämorrhagische Infarkte, Hirndruck, Exophthalmus, Hirnnervenlähmungen

In Anlehnung an *J. Ulrich*, Grundriß der Neurologie. Springer, Berlin, Heidelberg, New York 1975

Laboratoriumsuntersuchungen zur Diagnose organischer Gehirnerkrankungen

Untersuchung	Hinweis auf
A. **Röntgen-Untersuchungen**	
Schädel-Leeraufnahme	Epiphysen-Verschiebung, Hinweis auf erhöhten intrakraniellen Druck, gestörter Kalziumstoffwechsel
Elektroenzephalogramm (EEG)	Fokale oder diffuse zerebrale Funktionsstörung
Computer-Tomogramm Gehirnscan Echoenzephalographie	Intrakranielle Prozesse (einschließlich Hirnatrophie und intrakranielle Blutungen)
Angiographie	Zirkulationsstörungen im Gehirn
B. **Elektrokardiogramm**	Arrhythmie, Beweis eines kürzlichen oder zurückliegenden Myokardinfarktes
C. **Urinuntersuchung**	Nierenkrankheiten, Leberkrankheiten
Schilling-Test	Verringerte Vitamin-B_{12}-Absorption
D. **Blutuntersuchungen**	
Vollständiges Blutbild	Anämie (erythroblastisch oder erythrozytisch), Infektion
Serologische Untersuchungen auf Lues	Neurolues
Drogenblutspiegel (Barbiturate, Brompräparate etc.)	Drogenintoxikation
Elektrolyte (Natrium, Kalium, Chlorid, Kohlendioxyd, Kalzium)	Lungenstörung, Nierenstörung, endokrine Funktionsstörung
Leberfunktionstest (Bilirubin, Enzyme, Ammoniak wenn möglich)	Leberfunktionsstörung
Eiweißgebundenes Jod	Schilddrüsen-Funktionsstörung

Laboriumsuntersuchungen zur Diagnose organischer Gehirnerkrankungen
(Fortsetzung)

Untersuchung	Hinweis auf
E. **Liquor-Untersuchungen**	Art der intrakraniellen Erkrankung (Degeneration, Entzündungsprozesse usw.)
Druckmessung	
Eiweiß-Untersuchungen	
Zellen (qualitativ und quantitativ)	
Serologische Untersuchungen auf Lues und andere Infektionen	

In Anlehnung an *G. E. Wells*. In: *A. Lazare*, Outpatient psychiatry. Williams and Wilkins, Baltimore 1979

Schlafstörungen

Schlafstörungen treten bei einer großen Zahl körperlicher und psychischer Erkrankungen auf (S. 108), die genau diagnostiziert (Tab. S. 110) und gegebenenfalls im Schlafpolygramm genauer abgeklärt werden müssen. Die Therapie richtet sich nach der Diagnose. So wird z.B. bei Schlafstörungen im Zusammenhang mit einer Herzinsuffizienz ein Digitalispräparat, bei Schlafstörungen im Rahmen einer Depression ein geeignetes Antidepressivum verordnet. Hypnotika sollten wegen Toleranzentwicklung und Gewöhnung nur nach Versagen anderer Therapiemöglichkeiten (autogenes Training, Änderung bestimmter Lebens- und Eßgewohnheiten u. a. m.) verordnet werden. Berücksichtigt werden soll bei einer notwendigen Verschreibung, ob es sich um Einschlaf- oder Durchschlafstörungen oder zu frühes morgendliches Erwachen handelt. Es sollte immer mit möglichst niedriger Dosis begonnen und möglichst frühzeitig wieder abgesetzt werden. Auch lassen sich gerade beim Schlaf starke Plazeboeffekte erzielen, so daß pflanzliche Präparate durchaus eingesetzt werden können.

Aus psychiatrischer Sicht ist mit Nachdruck zu empfehlen, nur noch Schlafmittel aus der Gruppe der Benzodiazepine zu verordnen. Es können sich bei diesen Benzodiazepin-Schlafmitteln zwar in Einzelfällen Abhängigkeiten entwickeln. Diese Gefahr ist aber bei traditionellen Schlafmitteln (z. B. bei Barbituraten und bei bromhaltigen Schlafmitteln) noch größer.

Bei Brompräparaten (z.B. bei Bromsalzen, Bromureiden, nicht aber bei bromierten Benzodiazepin-Tranquilizern) besteht wegen der langen Halbwertszeiten (2 Tage!) außerdem noch eine besondere Kumulationsgefahr. Bei Barbituraten muß außerdem die Enzyminduktion berücksichtigt werden, deretwegen andere, gleichzeitig notwendige Medikamente womöglich höher dosiert werden müssen.

Unterteilung der Schlafstörungen

I. **Insomnia/Schlaflosigkeit**

   A. *Intern-medizinische Ursachen*

   1. Somatischer Schmerz
   2. Endokrine Störungen
   3. Herzerkrankung
   4. Erkrankung der Atemwege
   5. Infektionskrankheit
   6. Magendarmerkrankung
   7. Dermatologische Probleme
   8. Schwangerschaft
   9. Nächtliche, klonische Muskelkrämpfe
   10. Unruhige Beine (Ekbom-Syndrom)
   11. Schlafapnoe (zentraler Atemstillstand)
   12. Chronischer Gebrauch von Hypnotika
   13. Entzugserscheinungen
   14. Gebrauch stimulierender Mittel

   B. *Psychiatrische Grundkrankheiten*

   1. Depression
   2. Manie
   3. Akute Schizophrenie
   4. Neurosen

   C. *Situationsabhängige Schlaflosigkeit*
   D. *Änderungen des circadianen Rhythmus*

II. **Hypersomnia/Schlafsucht**

   1. Narkolepsie
   2. Schlafapnoe (periphere und gemischte Typen)
   3. Pickwick-Syndrom
   4. Kleine-Levin-Syndrom
   5. Drogenmißbrauch
   6. Stupor

III. **Andere Schlafstörungen**

   A. *Somnambulismus*

   B. *Nachtschreck (Pavor nocturnus)*

   C. *Enuresis*

M. *Esman* in: *A. Lazare* (A/946), Outpatient psychiatry. Williams and Wilkins, Baltimore 1979

Symptome bei der Hyposomnie im Schlafpolygramm

Schlaflatenz vermindert

Weitere Latenzen wie REM- und Langsamschlaf verändert

Unregelmäßige Abfolge der Schlafstadien wie z.B.:

a) Stadienwechsel nicht 1, 2, 3, 4, 3, 2, 1, REM, sondern durcheinander

b) Vor REM kein Stadium 3 und 4

c) REM am Anfang länger als später

d) Aufwachen von verschiedenen Schlafstadien
bzw. Übergänge von Stadium 4 z.B. in Stadium REM

Prozentuale Verteilung der Schlafstadien verändert

Häufiges Erwachen

Dissoziation von Schlafstadienelementen

Hohe Delta, aber kürzer als 0,5 s

Zu lange Stadium-1-Phasen und ständiger Wechsel
zwischen Stadium 1 und 2

E. Rüther in: Psycho 6 (1980)

Diagnostische Klassifikation der Hyposomnie
(mod. nach „Association of Sleep Disorders Centers 1979")

A. *Einschlaf- und Durchschlafstörungen*

1. reaktiv
2. psychiatrische Erkrankung
3. Medikamente und Alkohol
4. respiratorische Insuffizienz
5. nächtlicher Myoklonus und Restless Leg
6. andere medizinische, toxische oder Umgebungseinflüsse
7. frühkindliche Hyposomnien
8. andere Hyposomnien
9. Hyposomnie ohne pathologische Schlaforganisation

B. *Erkrankungen des Schlaf-Wach-Rhythmus*

1. vorübergehend
2. dauernd

C. *Dyssomnien*

1. Somnambulismus
2. Schlafangst (Pavor nocturnus)
3. Enuresis nocturna
4. andere Dyssomnien

E. *Rüther* in: Psycho 6 (1980)

Vorgehen bei Schlafstörungen allgemein

Exploration

Körperliche Untersuchung (internistisch und neurologisch)

Elektroenzephalogramm (EEG)

Röntgen-Schädel, Hirnszintigraphie

Psychologische Testung

Mindestens 14 Tage Schlaf-Fragebogen

Schlafpolygramm an zwei aufeinanderfolgenden Tagen

E. *Rüther* in: Psycho 6 (1980)

Übersicht über Schlafmittel (Handelspräparate)

Wirkstoffklassen in den gebräuchlichsten Schlafmitteln

Schlafmittel	Barbiturat	Bromid	Bromureid	Pentenamid-derivat	Methaqualon	Anticholinergikum Antihistaminikum	Neuroleptikum	Pflanzlich	Benzodiazepin-derivat	Sonstiges
Baldrian-Dispert®								•		
Baldrianpräparate®								•		
Betadorm®			•			•				
Betadorm® N				•		•				
Dalmadorm®									•	
Distraneurin®										•
Dormopan®	•		•							
Doroma®			•				•			
Eatan®					•		•			
Eusedon® Saft	•	•						•		•
Euvegal®								•		
Halcion®									•	
Imeson®									•	38

Übersicht über Schlafmittel (Handelspräparate) (Fortsetzung)

Wirkstoffklassen in den gebräuchlichsten Schlafmitteln

Schlafmittel	Barbiturat	Bromid	Bromureid	Pentenamid-derivat	Methaqualon	Anticholinergikum Antihistaminikum	Neuroleptikum	Pflanzlich	Benzodiazepin-derivat	Sonstiges
Itridal®	●						●			
Lagunal®			●					●		
Medinox®	●									
Medomin®	●									
Mogadan® Roche									●	
Neodorm®	●									
Nervisal®	●							●		●
Noctamid®									●	
Norkotral®	●						●			
Plantival® plus			●			●		●		
Planum®									●	
Repocal®	●									
Resedorm® Mixtur	●									

Schlafstörungen

Rohypnol®
Sekundal®
Somnibel®
Somnupan® Tabl.
Speda®
Staurodorm® Neu
Valmane®
Vesparax®
Vitanerton®

Modifiziert nach: *V. Leutner*, Schlaf und Schlafmittel, Med. Welt 27, 1–10 (1976)

Krampfanfälle — Epilepsie

Synopsis epileptischer Anfallsbilder (= Syndrome)

Benennung (S = Synonyma)	Erkrankungs-alter (Lbj. = Lebensjahr)	Aura	Motorische Erscheinungen	Ätiologie	Spezielle Therapie
A. Altersgebundene kleine Anfälle (Petit mal = PM)					
1. Propulsiv-PM S: West-Syndrom, Blitz-Nick-Salaam-(BNS)-Krämpfe, infantile spasms	1.–3. Lbj. 75% im 1. Lbj.	in der Regel keine. Vielleicht gelegentlich Angst (wenn eingeleitet durch Schrei oder Weinen)	Bewußtlosigkeit mit blitzartigen Bewegungen wie – Zucken des Kopfes (= Nickkrampf) – Rucken der Augen nach oben (Puppenaugenphänomen) – Jähes Zusammenkrümmen und Auseinanderschlagen der Arme (Salaam-Krampf) – Plötzliches Hinstürzen (static seizures, akinetic seizures, akinetisches PM) – bei ebenso unvermitteltem Wiederaufstehen = „Stehaufmännchen-Anfälle"	fast immer symptomatisch (prä-, peri- und postnatale Schäden)	Clonazepam, ACTH (= Nachreifung), Nitrazepam 0,3–1,0 mg/kg p.d.
2.a generalisierte myoklonisch-astatische Anfälle	1.–5. Lbj. Knaben häufiger als Mädchen	keine	Myoklonien mit Tonusverlust und Sturz zu Boden, meist ohne Bewußtseinseintrübung. In 40–50% Anfallsstatus	Meist hereditär, selten hirnorganisch bedingt	Valproinat, Barbiturate
2.b myoklonisch-astatische Anfälle fokaler Genese S: Lennox-Syndrom	2.–7. Lbj. Knaben häufiger als Mädchen	keine	Sturzanfälle, myoklonische und tonische Anfälle	erhebliche Hirnschädigung, selten hereditär	Primidon, Clonazepam, Ethosuximid, Oxazolidine, ACTH

Krampfanfälle — Epilepsie

3. Pyknolepsie S: pyknoleptisches PM, pure PM, Friedmann-Krankheit, Friedmann-Syndrom	4.–14. Lbj. 75% im 5.–11. Lbj. = Schulalter!	keine	Reine Absenzen („seelische Pause" = kurze Bewußtlosigkeit). Wenn motorische Erscheinungen: – Hochrucken der Augen, – evtl. kombiniert mit Rückbeugen des Kopfes (retropulsives PM) – oder Nesteln, orale Bewegungen, Fortsetzen momentan geübter Tätigkeit (z. B. Essen, Radfahren [!], Gehen)	Prototyp idiopathischer Epilepsie, hohe Hereditätsrate (bis 20%), latent (EEG) bis 34%. Erbgang noch ungeklärt	Valproinat, Oxazolidine, Succinimide (Barbiturate), (Hydantoine wirkungslos!)
4. Impulsiv-PM (Janz-Christian) S: myoklonische Epilepsie, myoclonic epilepsy, jerk epilepsy (Lennox)	9.–27. Lbj. 85% im 13.–20. Lbj.	keine	Voll erhaltenes Bewußtsein. Jähes, ruckartiges Zucken oder Schleudern der Arme (in Händen Gehaltenes fliegt umher oder fällt hin!) oder der Beine (Einsacken und sofortiges Wiederaufrichten wie beim „Stehaufmännchen"). Die „Impulsion" erfolgt meist ein-, selten zwei- und mehrmals	Prototyp idiopathischer Epilepsie, hohe Hereditätsrate (25–37,1%), latent noch höher (genaue Daten fehlen, nur Einzelbeobachtungen)	Valproinat, Barbiturate –70%–90% anfallsfrei (Hydantoine von geringem Effekt)

Synopsis epileptischer Anfallsbilder (= Syndrome) (Fortsetzung)

Benennung (S = Synonyma)	Erkrankungsalter (Lbj. = Lebensjahr)	Aura	Motorische Erscheinungen	Ätiologie	Spezielle Therapie
B. Altersungebundene epileptische Anfälle					
5. Jackson-Anfälle S: Partial convulsions (Jackson), épilepsie partielle (Charcot), local epilepsy (Holmes), épilepsie hémiplégique (Bravais)	altersungebunden	Bei voll erhaltenem Bewußtsein werden in der Regel an einer Hand, einem Fuß, einer Mundhälfte parästhetische Mißempfindungen, die sich zum Schmerz steigern können, empfunden. Diese breiten sich hemiparästhetisch aus (march of sensations). Selten (!) greifen sie auf die andere Körperhälfte über. Meist folgt ihnen – motorische Entladungen in gleicher Reihenfolge – eine Anästhesie (als Ausdruck der Erregungserschöpfung der nervösen Substanz). Isolierte rein-sensible Jackson-Anfälle sind äußerst selten (!)	Bei voll erhaltenem Bewußtsein beginnt mit oder ohne vorausgegangenen Parästhesien ein tonischer oder klonischer Krampf am distalen Anteil einer Extremität oder einem Mundwinkel. Dieser breitet sich homolateral aus (march of convulsions). Selten springt er auf die andere Körperseite über. Postparoxysmal kann für sec oder min eine Lähmung als Ausdruck der Erschöpfung der nervösen Substanz bleiben (refraktäre Phase nach Sherrington). Jackson-Anfälle münden gelegentlich in einen generalisierten Anfall (GM, s.d.) ein	fast immer symptomatisch: Mißbildungen, Angiome, Tumoren, Narben nach Traumata u.a.m.	Barbiturate, Hydantoine, die Kombination beider

6. Psychomotorische Anfälle
S: Dämmerattacken, Oral-PM, Uncinatus-Anfälle, Psychomotorische Äquivalente, psychomotor epilepsy
a) oraler Typus
b) adversiver Typus
c) dysphasischer Typus
	in jedem Lebensalter	1. Epigastrische Aura = unbestimmbare, vom Magen hochsteigende Empfindungen
		2. Gustatorische oder olfaktorische Halluzinationen (bei Typus a)
		3. Optische und räumliche Halluzinationen oder Illusionen – oder Drehschwindel (bei Typus b)
		4. Déjà vue- (Déjà-écue-) Erlebnisse
		5. Illusionäre Verkennungen der Umwelt
		6. Akustische, vor allem optische Halluzinationen (vor allem beim Typus b)
			Komponierter Ablauf:
			A. Aura (s.d.)
			B. Anfallskern (nach Typus)
			C. Nachfolgender Dämmerzustand.
			  B. a) orale Automatismen (Schmatzen, Kauen, Lecken, Abschmeckbewegungen)
			  b) Wende- und Drehbewegungen,
			  c) iterative Entäußerungen von Worten oder Lauten
			  – oder ein „Sprachzerfall" (= Aphasie) im nachfolgenden Dämmerzustand.
			D. Nesteln und „unbeholfenes" Agieren
			  – allmähliches Reorientieren,
			  – aktive, persönlich gebundene Handlungen (z. B. Entkleiden, Exhibitionismus, Schimpfen u. ä.)
				bei allen Formen der Epilepsie – insbesondere aber auch „sekundär", d. h. ictogen oder traumatisch bei anderen Epilepsien (Neimanis) der Ursache entsprechend

Synopsis epileptischer Anfallsbilder (= Syndrome) (Fortsetzung)

Benennung (S = Synonyma)	Erkrankungs-alter (Lbj. = Lebensjahr)	Aura	Motorische Erscheinungen	Ätiologie	Spezielle Therapie
7. Grand mal (GM) (generalisierter epileptischer Anfall)	in jedem Lebensalter	Jede der zuvor erwähnten Auraerscheinungen ist möglich	*A. tonische Phase:* Tonische Streckung der langen Rücken- und auch der Extremitätenmuskulatur (→ Wirbelbruch), (→ Sturz wie ein gefällter Baum). Augen weit offen, Pupillen weit und lichtstarr, Atmung setzt aus (deshalb Cyanose), Biß in die seitliche Zunge. *B. klonische Phase:* klonische Zuckungen, Augen immer noch offen, forciertes Atmen, Rötung des Gesichts, weiterhin Pupillenstarre, evtl. Urinabgang. Durch die forcierte Atmung wird der Speichel schaumig und „hinausgeblasen", evtl. blutig durchsetzt infolge des vorausgegangenen Zungenbisses. Dauer: insgesamt 2–4 min. Evtl.: Nachschlaf (aus diesem weckbar!). Nachfolgende Bewußtlosigkeit sollte immer an eine pathologische Reaktion aufgrund einer cerebralen Grunderkrankung denken lassen (oder an eine Hypoglykämie)	idiopathisch, symptomatisch, hereditär (s.d.) Beachte: Beginn eines Delirium tremens – erstes Symptom eines Hirntumors – bei Kindern einer zerebralen Gefäßmißbildung	Dem Typus (s.d.) oder der Grundursache entsprechend

8. a) Status epilepticus	in jedem Lebensalter	—	Aufeinanderfolge von GM, zwischen diesen Bewußtlosigkeit. Lebensbedrohlich, nicht zuletzt wegen der sich entwickelnden Hirnschwellung	Tumoren eines Frontlappens, Glioblastome, plötzlicher Entzug antiepileptischer Medikamente (Entzugstatus)	Phenobarbital (0,2 mg i.m. und 0,2 mg i.v.), Di-phenylhydantoin i.v., Valium i.v., Liquorpunktion, Chloralhydrat-klysma, Vollnarkose
b) Status pyknolepticus S: Lennox' Dämmerzustand	im Schulalter; aber auch bei umgenügend behandelten älteren Pat. mit einer Pyknolepsie	—	Obwohl das EEG wie beim pyknoleptischen Anfall 3/sec spikes-waves-Komplexe zeigt, hier allerdings nicht episodisch, sondern fortlaufend, bietet sich klinisch nicht das Bild einer permanenten oder sich staccatohaft wiederholenden Absence, sondern ein mehr oder weniger geordneter Dämmerzustand mit teilweise psychotischen Zügen	Idiopathisch, unzureichende Medikation einer Pyknolepsie	Oxazolidine, Succinimide, Barbiturate, Valium®
8. c) Epilepsia partialis continua S: Kojewnikoff-Epilepsie	in jedem Lebensalter		= Status eines Jackson-Anfalls	Symptomatisch	Barbiturate i.v., Valium® i.v.
9. Adversiv-Krämpfe	in jedem Lebensalter	Gelegentlich Enggefühl, bewußtes Miterleben des Anfallbeginns	Drehung der Augen und des Kopfes vom Herd weg, Beugung der Extremitäten der Herdseite (Fechterstellung des Armes), Streckung der Gliedmaßen der kontralateralen Seite	Immer symptomatisch	Beseitigung der Ursache (Tumoren u.a.m.)

In Anlehnung an *Hallen*: Klinische Neurologie. Springer, Berlin, Heidelberg, New York 1973

Anfallsleiden
Nicht altersgebundene epileptische Anfälle

Anfallstyp	Symptome	Ätiologie
Grand mal (generalisierte tonisch-klonische Anfälle)	In ca. 10% der Fälle fokaler Beginn mit einer „Aura". Tonische Phase: Tonischer Krampf der Rücken- und Streckmuskulatur der Extremitäten (→ Wirbelbruch). Augen offen, Pupillen weit und lichtstarr, Atmung setzt aus (deshalb Zyanose), Biß in die Zunge. Dauer bis 30 Sek. Klonische Phase: Rhythmische klonische Zuckungen, forcierte Atmung, Hypersalivation mit „Schaum vor dem Mund", weiterhin Pupillenstarre, evtl. Urinabgang. Dauer ca. 1 Min. Anschließend noch kurz komatös, dann Nachschlaf	Häufig im Beginn eines Delirium tremens, erstes Symptom eines Hirntumors oder einer zerebralen Gefäßmißbildung (Angiom). Gelegentlich hereditär. Oft keine Ursache erkennbar
Status epilepticus	Aufeinanderfolge von GM. Zwischen diesen Bewußtlosigkeit. Lebensbedrohlich, besonders wegen des sich entwickelnden Hirnödems. Letalität trotz Therapie ca. 10%!	Glioblastome, plötzlicher Entzug antiepileptischer Medikamente (Entzugsstatus)
Jackson-Anfälle	Bei voll erhaltenem Bewußtsein werden an einer Hand, einem Fuß, einer Mundhälfte Mißempfindungen festgestellt. Diese breiten sich auf eine Körperseite aus. Meist folgen motorische Entladungen in gleicher Reihenfolge. Oft Ausgang in Grand mal	Fast immer symptomatisch: Mißbildungen, Angiomie, Tumoren, Narben nach Traumata u.a.m.
Epilepsia partialis continua (Kojewnikoff)	= Status eines Jackson-Anfalls	Symptomatisch

Anfallstyp	Symptome	Ätiologie
Adversiv-Krämpfe	Bewußtes Miterleben des Anfallbeginns. Drehung der Augen und des Kopfes vom Herd weg. Beugung der Extremitäten der Herdseite, Streckung der Gliedmaßen der kontralateralen Seite, „Fechterstellung"	Immer symptomatisch (z. B. Tumoren). Besonders bei frontalen Prozessen
Psychomotorische Anfälle (Dämmerattacken, temporale Anfälle)	Epigastrische Aura. Gustatorische oder olfaktorische Halluzinationen. Optische und räumliche Halluzinationen: orale Automatismen (Schmatzen, Kauen, Lecken), Wende- und Drehbewegungen, Nesteln und „unbeholfene" Handlungen	Zum Teil „sekundär" bei anderen Epilepsieformen, oft symptomatisch bei verschiedenen Ursachen
Status pyknolepticus (Lennoxscher Dämmerzustand)	Bild eines mehr oder weniger geordneten Dämmerzustandes mit teilweise psychotischen Zügen	Idiopathisch, unzureichende Medikation einer Pyknolepsie

Nach *O. Hallen:* Klinische Neurologie. Springer, Berlin, Heidelberg, New York 1973

Häufigste Ursachen epileptischer Anfälle
(Abhängigkeit vom Lebensalter bei Erstmanifestation)

1. bis 2. Woche

Perinatale Anoxie, Fehlbildungen des Gehirns, Hypokalzämie, Hypoglykämie, ZNS-Infektion (Coli, Herpessimplex-Virus), Kernikterus

2. Woche bis 3. Monat

ZNS-Infektion, Fehlbildungen, endogene Stoffwechselstörungen (Tay-Sachs u. a.)

4. Monat bis 2. Jahr

Fieberkrämpfe, ZNS-Infektion, zerebrovaskuläre Störungen (Arterienverschluß, Venenthrombose), Residualepilepsie nach frühkindlicher Hirnschädigung, endogene Stoffwechselstörungen

3. bis 10. Jahr

Residualnarben nach frühkindlichem Hirnschaden (in schweren Fällen Lennox-Gastaut-Syndrom), ZNS-Infektion, Trauma, genetisch: Petit-mal

11. bis 20. Jahr

Genetisch: einfache generalisierte Epilepsie (Petit-mal und Grand-mal), Trauma, Residualnarben nach frühkindlichem Hirnschaden, arteriovenöse Fehlbildung, Hirntumor

21. bis 40. Jahr

Trauma, Hirntumor, Alkoholismus, arterio-venöse Fehlbildung, Residualnarbe nach frühkindlichem Hirnschaden

41. bis 60. Jahr

Hirntumor, Alkoholismus, Trauma, Hirnarteriosklerose, Neurolues

über 60. Jahr

Hirnarteriosklerose, Hirntumor (primär oder metastatisch)

Nach *E. Niedermeyer:* Compendium of the Epilepsis. Ch. C. Thomas, Springfield, Ill., 1974

Therapie mit Antiepileptika

Einleitung

Zur symptomatischen Therapie der verschiedenen Epilepsien werden Medikamente eingesetzt, die unter dem Begriff der Antiepileptika subsummiert werden. Sie sind in der Lage, die Krampfschwelle zu erhöhen, ohne die allgemeine motorische Erregbarkeit herabzusetzen. Ein gegen alle Epilepsieformen gleich gut wirksames Präparat gibt es nicht, die Indikation zur Verordnung der pharmakologisch unterschiedlich wirksamen Medikamente hängt vom Anfallscharakter und vom Tagesrhythmus der Iktus ab. Für die Klinik lassen sich daher Medikamente erster und zweiter Wahl voneinander abgrenzen. Der Erfolg einer antiepileptischen Behandlung wird einmal von der Anfallsform beeinflußt, d.h., einige Epilepsien lassen sich medikamentös besser beherrschen als andere, zum anderen von einer guten Zusammenarbeit zwischen Arzt und Patient. Letzterer Faktor ist deshalb wichtig, weil chronische Epilepsien eine Langzeittherapie erforderlich machen. Neben der ärztlicherseits durchgeführten Verordnung und Überwachung der Therapie sind von seiten des Patienten bestimmte Grundregeln zu beachten, ohne deren Einhaltung ein Therapieerfolg nicht gewährleistet ist. Einschränkend muß darauf hingewiesen werden, daß es trotz ausreichender medikamentöser Therapie nicht immer gelingt, eine dauerhafte Anfallsfreiheit zu erzielen.

Indikation

Vor Beginn einer antikonvulsiven Therapie ist die Untersuchung des Patienten durch einen Neurologen bzw. Neuropädiater zur Abklärung der Ätiologie des Anfallsleidens eine conditio sine qua non. Ob neben der körperlichen und neurologischen Untersuchung neuroradiologische Verfahren notwendig sind, muß jeweils individuell entschieden werden. Werden entsprechende diagnostische Maßnahmen unterlassen, besteht die Gefahr, daß zwar die Anfälle durch die Antikonvulsiva unterdrückt werden, kausale Therapiemöglichkeiten (z. B. operative Entfernung eines Tumors oder eines Angioms) verkannt werden. Ist die Diagnose gesichert und treten chronisch rezidivierende Anfälle auf, sollte eine Langzeittherapie unverzüglich eingeleitet werden. Stellen sich epileptische Anfälle nur selten ein — einmal im Jahr oder weniger —, und zeigt das Hirnstrombild im anfallsfreien Intervall keine Hinweise einer gesteigerten Erregbarkeit des Gehirns, kann von einer Dauertherapie abgesehen werden. Das gleiche trifft zu, wenn sich Iktus im Rahmen behandelbarer metabolischer Störungen (Diabetes mellitus) einstellen. Kommt es jedoch zu einem Status epilepticus, die Genese spielt dabei keine Rolle, ist der Einsatz von Antiepileptika notwendig, da sonst irreversible Schäden des Gehirns nicht auszuschließen sind. Aus diesem Grunde ist auch bei den Fieberkrämpfen im frühen Kindesalter (6. Monat bis 5. Lebensjahr) ein unverzügliches Handeln geboten, neben physikalischen und medikamentösen Maßnahmen zur Senkung des Fiebers sollten antiepileptisch wirksame Präparate intravenös injiziert werden. Auffällige EEG-Befunde (hypersynchrone Potentiale) ohne klinisch manifeste Anfälle stellen keine Indikation für eine medikamentöse Therapie dar.

Allgemeine Richtlinien

Die Auswahl des Präparates zu Beginn der Therapie ist abhängig vom Anfallstyp und der Verlaufsform. Die Dosierung sollte einschleichend erfolgen, die Höhe der durchschnittlichen Tagesdosis muß neben dem Ernährungszustand (Größe/Gewicht) bei Kindern auch das Alter berücksichtigen. Zunächst sollte immer nur eine Einzelsubstanz verordnet werden. Die zusätzliche Gabe eines weiteren Präparates kommt erst dann in Frage, wenn klinisch eine Anfallsfreiheit nach Ausreizung der Toleranzgrenze des Erstpräparates nicht zu erzielen ist. Kombinationspräparate werden nur noch in seltenen Fällen gegeben. Ist eine Umstellung von einem Präparat auf das andere notwendig, sollte diese überlappend erfolgen. Ist Anfallsfreiheit erreicht und dauert sie bei unveränderten Medikationen mindestens 3 Jahre, kann ein Absetzen der Medikamente ausschleichend ($1/_2$ bis 1 Tabl. pro Jahr) unter regelmäßiger EEG-Kontrolle erfolgen. Ein abruptes Absetzen der Antiepileptika sollte grundsätzlich unterlassen werden, da Anfälle sonst provoziert werden können.

Wichtig ist es, den Patienten darauf hinzuweisen, daß ein Therapieerfolg nur bei regelmäßiger Einnahme der Tabletten gewährleistet ist. Der Anfallskranke sollte darüber Bescheid wissen, daß die volle Wirksamkeit sich erst 3 bis 4 Wochen nach Behandlungsbeginn einstellt, Nebenwirkungen auftreten können und sich wie Überdosierungserscheinungen äußern. Der Patient muß mit Nachdruck darauf hingewiesen werden, daß das Führen eines Kraftfahrzeuges erst nach 3jähriger Anfallsfreiheit gestattet ist, auch danach kann die Fahrtüchtigkeit unter Tabletteneinnahme noch eingeschränkt sein. Dem Patienten muß bekannt sein, daß durch andere Medikamente die Krampfschwelle herabgesetzt werden kann oder Interaktionen der Antiepileptika mit zusätzlich eingenommenen Medikamenten sich einstellen können, die zu einer verminderten Wirksamkeit der Antikonvulsiva führen. Der Arzt sollte den Patienten wissen lassen, daß der Erfolg einer medikamentösen Therapie sich nur dann einstellt, wenn Anfallsprovokationen vermieden werden. Dazu zählen Störungen des Schlaf-Wach-Rhythmus, möglicherweise Einnahme von Alkohol und übermäßige Flüssigkeitszufuhr. Für einige Anfallsformen stellen Lichtreize (Fernsehen, Fahren durch eine lichtbeschienene Allee) eine erhebliche Provokation dar. Außerdem sollte der Anfallskranke sich nach Möglichkeit keinen körperlichen Überanstrengungen oder psychischen Streßsituationen aussetzen.

Wirkungsmechanismus

Während die antikonvulsive Wirksamkeit des Broms, das heute keine Verwendung mehr findet, und der Barbiturate zufällig entdeckt wurde, sind die heute zur Verfügung stehenden Medikamente das Ergebnis zahlreicher experimenteller Untersuchungen. Wie aus der Synopsis epileptischer Anfallsbilder und deren Therapie zu entnehmen ist, steht heute eine breite Palette von Antikonvulsiva zur Verfügung, deren Wirkungsmechanismus unterschiedlich ist. Gemeinsam ist ihnen die Fähigkeit, entweder auf die Zellmembran selbst einzuwirken oder Synapsen dadurch zu beeinflussen, daß inhibitorisch oder exzitatorisch wirkende Neurotransmitter (biogene Amine und Aminosäuren) in ihrer Wirksamkeit verändert werden. Bis heute ist noch nicht bekannt, warum ein Präparat bei bestimmten Anfallsformen einen Therapieerfolg erzielt, bei anderen weniger oder nicht.

Begleiterscheinungen

Überempfindlichkeitsreaktionen (z. B. Exantheme) werden nach Gabe von Phenytoin und Carbamazepin in 2 bis 3% der Fälle in den ersten 2 bis 3 Wochen nach Behandlungsbeginn gesehen, bei den übrigen Medikamenten sind sie sehr selten. Neurotoxische Symptome wie Schwindel, Erbrechen, Ataxie, Nystagmus und Somnolenz sprechen fast immer für eine **Überdosierung. Nebenwirkungen,** mögen sie nun dosisabhängig sein oder nicht, treten in unterschiedlicher Form und Häufigkeit bei den einzelnen Antiepileptika auf. Unter der Einnahme von **Hydantoin** kann es zu Blutbildveränderungen, Zahnfleischwucherungen, zur megaloblastischen Anämie und infolge eines Vitamin-D-Defizits zu einer Osteopathie kommen. Des weiteren ist eine Kleinhirnschädigung möglich. Zu Beginn einer **Barbituratbehandlung** klagt eine Reihe von Patienten über vermehrte Müdigkeit bis hin zur Apathie. Geringer ausgeprägt können sich die Symptome auch unter **Primidon** einstellen, auch sind Schwindel und Übelkeit in der Anfallsphase bei zu rascher Steigerung der Medikation nicht selten. Letzteres trifft auch für das **Carbamazepin** zu. Die Nebenwirkungen beim **Valproat** äußern sich initial in Magen-Darm-Beschwerden mit vorübergehender Appetitlosigkeit und Übelkeit, später kann es umgekehrt zur Appetitsteigerung kommen, auch kann sich ein Haarausfall bemerkbar machen. **Suxinimide** sind häufig begleitet von Schlafstörungen, auch werden psychotische Symptome beschrieben, selten dagegen ist ein Singultus. **Benzodiazepine** können Müdigkeit, Unruhe sowie Hypersekretion der Speichel- und Bronchialdrüsen hervorrufen.

Hormonelle Kontrazeption, Schwangerschaft und Geburt

Eine Behandlung mit Antiepileptika stellt keine Kontraindikation für die Einnahme oraler Kontrazeptiva dar. Ihre Sicherheit kann jedoch in seltenen Fällen — bedingt durch eine Enzyminduktion — gemindert werden.
Während der Schwangerschaft sollten Antiepileptika weiterverordnet, ihre Dosierung jedoch so niedrig wie möglich gehalten werden.
Bei Kindern antiepileptisch behandelter Mütter (Diazepam, Barbiturate, Hydantoine) kann sich in den ersten Lebenstagen eine Apathie einstellen. Nach Phenytoin- und Barbiturattherapie wurde bei Neugeborenen auch eine Blutungsneigung beobachtet, eine Vitamin-K-Prophylaxe der Mutter vor der Entbindung und der Neugeborenen ist ratsam. Selten ist eine Entzugssymptomatik bei Neugeborenen zwischen dem 4. und 6. Lebenstag, wenn die Mütter mit Barbituraten und Diazepam therapiert wurden. Die in der Muttermilch nachweisbare Konzentration der Antiepileptika ist sehr gering, wesentliche Auswirkungen stehen beim Neugeborenen nicht zu erwarten.
Anomalien und Mißbildungen finden sich bei Kindern epilepsiekranker Eltern etwas häufiger als in der Normalpopulation. Die Teratogenität der Antiepileptika

ist dahingehend zu beurteilen, daß Kinder epilepsiekranker Mütter, die während der Schwangerschaft mit Antiepileptika behandelt wurden, häufiger Auffälligkeiten zeigen als in der Gesamtbevölkerung. Es finden sich vor allen Dingen Anomalien der Endphalangen und im Bereich des Mittelgesichtes.

Therapieüberwachung

Vor Beginn einer antikonvulsiven Therapie sollten Differentialblutbild und Leberwerte bestimmt werden, eine Überwachung dieser Laborparameter ist in den ersten Wochen nach Beginn der Therapie notwendig. Eine Kontrolle sollte in halbjährlichen Abständen erfolgen. Die Bestimmung des Serumspiegels bei antiepileptischer Langzeitmedikation ist erstmals nach Erreichen des Fließgleichgewichtes vorzunehmen, diese Gleichgewichtskonzentration ist mit Ausnahme des Phenobarbitals (14 bis 21 Tage) und des Phenytoins (5 bis 14 Tage) nach ca. 7 bis 8 Tagen erreicht. Die Erstellung eines Ausgangswertes ist deswegen sinnvoll, um bei späteren Kontrolluntersuchungen zu Fragen einer evtl. Über- oder Unterdosierung, einer regelmäßigen Tabletteneinnahme, einer Dosierungskontrolle bei intercurrenten Erkrankungen oder während einer Schwangerschaft Vergleichswerte zu besitzen. Weitere Indikationen zur Kontrolle des Serumspiegels stellen eine Anfallshäufung sowie psychotische Störungen dar.

Abschließend sei darauf hingewiesen, daß bei einer Reihe von Patienten die Erstuntersuchung die Ursache eines Anfallsleidens nicht aufdeckte. Kommt es unter ausreichender antiepileptischer Therapie zu einer Änderung des Anfallstyps oder zu einer Häufung der Anfälle und sind andere Ursachen ausgeschlossen, sollte die cerebrale Diagnostik wiederholt werden. Nicht selten gelingt es dann doch, einen cerebralen Prozeß nachzuweisen, der einer kausalen Therapie zugängig ist, sich bei der Erstuntersuchung aber noch nicht erfassen ließ.

Behandlung des Status epilepticus

I. **Allgemeinmaßnahmen**
Flachlagerung des Patienten
Atemwege freihalten, Aspiration verhindern
(Zahnprothese entfernen)
Schutz vor Verletzungen
Klinikeinweisung vorbereiten (Krankenhaus und Sanitäter anrufen lassen)

II. **Medikamentöse Behandlung**
1. *Diazepam (Valium®)* i.v. 10 – 20 mg, evtl. mehr (Wirkungsdauer 10 – 20 Min.), gleichzeitig *Phenytoin (Epanutin®, Phenhydan®)* 250 mg i.m.
oder *Phenobarbital (Luminal®)* 0,2 g i.m.
oder

2. *Clonazepam (Rivotril®)* 2 ml (1 mg) langsam i.v., notfalls wiederholt
oder

3. *Phenytoin (Phenhydan®)* 250 – 500 mg i.v., gleichzeitig 250 mg Phenytoin i.m.

   Bei ungenügender Wirkung

4. *Clomethiazol (Distraneurin®)* i.v.-Infusion: 500 ml 0,8 %ige Lösung – *Atmung beachten!*
oder

5. *Trapanal®* 0,5 – 1,5 g (1 – 3 Amp.) in 20 resp. 60 ml physiolog. NaCl-Lösung i.v.
Zusätzlich zu 1. – 4.

6. Entwässerung mit Furosemid (Lasix®) 20 – 40 mg (1 – 2 Amp.) i.v./i.m.

Bei Therapieresistenz kommen noch in Betracht:
Lumbale Liquorentnahme (zuvor Augenhintergrund spiegeln; Stauungspapille ausschließen!)
Kurznarkose (z. B. Evipan®-Natrium)

III. **Klinikeinweisung** sofort nach Sistieren der Anfälle

Zu beachten: Bei Status generalisierter und fokaler Anfälle können auch eine *Hypoglykämie* oder ein *hyperosmolares Koma* mit *Hyperglykämie* zugrunde liegen; in letzterem Fall sind Hydantoine (Phenydan® u. a.) und Entwässerung kontraindiziert. Deshalb bei anhaltendem Status Blutzucker und Osmolarität bestimmen

Therapie anderer Anfallsformen

Psychogene tetanische Anfälle:	Diazepam (Valium®) i.v.
Narkoleptische Anfälle:	Methylphenidat (Ritalin®)
	Methamphetamin (Pervitin®)

Übersicht über Antiepileptika (Handelspräparate)
Antiepileptika I. Ordnung
Barbiturate

Handelspräparat (Generic name)	Form	Dosierungsbreite			
		Säuglinge	Kleinkinder	Schulkinder	Erwachsene
Luminal®	Tbl. 0,1	—	1 bis 1,5	1 bis 2	1 bis 3
Luminaletten®	Tbl. 0,015	3 bis 6	—	—	—
(Phenobarbital)					
Maliasin®		in 3 Tagesdosen			

Indikationen:
Bei allen Grand-mal-Epilepsien. Bei Kindern unter drei Jahren sollte man Barbiturate als Mittel der ersten Wahl einsetzen. Praktisch wirkungslos bei altersgebundenen kleinen Anfällen: Propulsivanfälle, myoklonisch-astatische Anfälle, pyknoleptische Absenzen.

Serumspiegel:
Therapeutischer Bereich für Erwachsene 15–40 µg/ml, für Kinder 20–50 µg/ml Phenobarbital.

Therapie mit Antiepileptika

Hydantoine

Handelspräparat (Generic name)	Form	Dosierungsbreite			
		Säuglinge	Kleinkinder	Schulkinder	Erwachsene
Phenhydan®	Tbl. 0,1				
Zentropil®	Tbl. 0,1	–	1 bis 2	2 bis 3	2 bis 4
Epanutin®	Kaps. 0,1	–			
Citrullamon®	Tbl. 0,075	–	1 bis 3	2 bis 4	3 bis 5
Mesantoin® (Mephenytoin)	Tbl. 0,1	–	–	2 bis 4	3 bis 6
		in 3 Tagesdosen			

Indikationen:
Grand-mal bei Schulkindern und Erwachsenen. Gut wirksam bei fokalen und psychomotorischen Anfällen. Wirkungslos bei altersgebundenen kleinen Anfällen.

Nebenwirkungen:
(weitgehend dosisabhängig)
Ataxie, Schwindel, Tremor, Erbrechen, Gingivahyperplasie, Hypertrichose, Chloasma, rachitisähnliche Osteopathie nach langjähriger, hochdosierter Therapie (Vitamin-D-Gabe).

Serumspiegel:
Therapeutischer Bereich bei Erwachsenen 10 bis 20 µg/ml, bei Kindern 6 bis 12 µg/ml Phenytoin.

Carbamazepin

Handelspräparat (Generic name)	Form	Dosierungsbreite			
		Säuglinge	Kleinkinder	Schulkinder	Erwachsene
Tegretal® Timonil® (Carbamazepin)	Tbl. 0,2	–	2 bis 3	2 bis 5	3 bis 8

Indikationen:
Vor allem fokale und psychomotorische Anfälle.

Sukzinimide

Handelspräparat (Generic name)	Form	Dosierungsbreite			
		Säuglinge	Kleinkinder	Schulkinder	Erwachsene
Suxinutin® Petnidan® Pyknolepsinum® (Ethosuximid)	Kaps. 0,25 u. Saft 1 Teel. = 0,25	–	2 bis 4	3 bis 6	3 bis 8
Petinutin® (Methuximid)	Kaps. 0,3	–	2 bis 3	3 bis 4	3 bis 6

Indikationen:
Neben Valproinat Mittel der ersten Wahl bei pyknoleptischen Absenzen. Auch bei myoklonisch-astatischen Anfällen. Bei allen übrigen Anfallformen wirkungslos.

Serumspiegel:
Therapeutischer Bereich bei Erwachsenen 10 bis 50 µg/ml, bei Kindern 40 bis 70 µg/ml Ethosuximid.

Valproinat

Handelspräparat (Generic name)	Form	Dosierungsbreite			
		Säuglinge	Kleinkinder	Schulkinder	Erwachsene
Eregnyl®	Tbl. 0,3 Saft 30 Tr. = 0,3	–	2 bis 4	4 bis 6	4 bis 6
Orifiril®	Tbl. 0,3 mite 0,15 Saft				
Convulex® (Valproinsäure = DPA, Dipropylacetat)					

Indikationen:
Pyknoleptische Absenzen, myoklonische Anfälle, Grand-mal (vor allem Aufwach-Grand-mal).

Therapie mit Antiepileptika

Benzodiazepine

Handelspräparat (Generic name)	Form	Dosierungsbreite			
		Säuglinge	Kleinkinder	Schulkinder	Erwachsene
Rivotril® (Clonazepam)	Tbl. 0,002 Tropfen (25 Tr. = 1 ml = 0,0025)	1 bis 3	1 bis 4	2 bis 6	2 bis 6
Valium® (Diazepam)	Tbl. 0,005 Tbl. 0,01; 0,002 Saft: 1 Teel. 0,002	1 bis 3	1 bis 4	2 bis 6	2 bis 6
Mogadan® (Nitrazepam)	Tbl. 0,005 Tropfen (20 Tr. = 1 ml = 0,005)	1 bis 3	1 bis 4	2 bis 6	2 bis 6

Indikationen:
Rivotril® und Valium® vor allem beim Status epilepticus. Neben ACTH und Dexamethason sind die Benzodiazepine die einzig wirksamen Mittel bei der Behandlung der Propulsivanfälle mit Hypsarrhythmie im Säuglingsalter.

ACTH und Dexamethason

Handelspräparat (Generic name)	Form	Dosierungsbreite	
		Säuglinge	Kleinkinder
Depot-Acethropan®	2 ml = 20 IE 2 ml = 80 IE	40 bis 80 IE	40 bis 120 IE
Synacthen® Depot	1 ml = 100 IE		
Dexamed® Decadron® 0,5 Fortecortin® (Dexamethason)	Tbl. 1,5 mg	6 bis 9 mg	6 bis 12 mg

Indikationen:
Bei Propulsivanfällen mit Hypsarrhythmie.

Nebenwirkungen:
Während der Hormonbehandlung die Patienten vor Infekten schützen. Tritt Fieber auf, ist eine sofortige antibiotische Behandlung ohne Unterbrechung der Hormontherapie erforderlich.
Cushing-Syndrom, Osteoporose und Akne müssen in Kauf genommen werden.

Antiepileptika II. Ordnung

Antiepileptika II. Ordnung sind diejenigen Präparate, die bei ungenügendem Effekt der Antiepileptika I. Ordnung zusätzlich oder alternativ eingesetzt werden können.

Handelspräparat (Generic name)	Form	Dosierungsbreite			
		Säuglinge	Kleinkinder	Schulkinder	Erwachsene
Petidiol®	Drgs. 0,25				
Tridione® (Oxazolidine)	Kaps. 0,3	–	2 bis 4	3 bis 6	3 bis 6
Ospolot®	Tbl. 0,2	–	0,5 bis 1	1 bis 2	1 bis 3
Ospolot® mite (Sultiam)	Tbl. 0,05	–	2 bis 4	–	–
Brosedan®	5 ml = 0,5 g	–	2 bis 3	2 bis 4	2 bis 6
Dibro-Be® (Bromsalze)	NaBr				

Die gezielte Anwendung dieser Stoffgruppe bringt in manchen Fällen eine Verbesserung des antiepileptischen Effektes, d. h. Erreichung von Anfallfreiheit, Frequenzrückgang oder Intensitätsminderung. Sie erlaubt eine Dosisreduktion und damit Verminderung der Nebenwirkungen der Antiepileptika I. Ordnung.

Indikationen:

Oxazolidine: Pyknoleptische Absenzen, myoklonisch-astatische Anfälle. Toxisch (Panmyelopathie möglich, Nephrose.)

Sultiam: In Kombination mit Hydantoin oder Primidon oft ausgezeichnet bei Grand mal, fokalen und psychomotorischen Anfällen.

Bromsalze: Indiziert als Zusatztherapie bei resistentem Grand mal (deshalb vor allem in Kombinationspräparaten.)

Kombinationspräparate

Handelsname und Zusammensetzung	Dosis	Dosierungsbreite			
		Säuglinge	Kleinkinder	Schulkinder	Erwachsene
Antisacer® comp. (für Erwachsene) [Diphenyl-hydantoin, Phenobarbital, Kal. bromid, Coff. citr., Atrop. sulf.]	0,10 0,025 0,40 0,0125 0,00025	—	—	1 bis 3	2 bis 4
Antisacer® comp. (pro infant.) [Diphenyl-hydantoin, Phenobarbital, Kal. bromid, Coff. citr., Atrop. sulf.]	 0,05 0,025 0,20 0,01 0,0002	1 bis 2	2 bis 4	—	—
Apydan® [Diphenyl-hydantoin, Phenobarbital, Bromide, Coff. citr.]	 0,07 0,035 0,25 0,06	1 bis 1,5	2 bis 3	2 bis 4	2 bis 6
Comital® [Diphenyl-hydantoin, Methobarbital]	 0,05 0,10	1 bis 2	2 bis 3	2 bis 4	2 bis 6
Comital® L [Diphenyl-hydantoin, Methobarbital, Phenobarbital]	 0,05 0,05 0,05	1 bis 2	2 bis 3	2 bis 4	2 bis 6

Nach *A. Matthes*, 1977

Generelle Gesichtspunkte
der Kinder- und Jugendpsychiatrie

1. Zeitpunkt der Schädigung	pränatal	Fetopathien, Embryopathien, Chromosomenstörungen, auch psychische Einflüsse usw.
	perinatal	Sauerstoffmangel, Verletzungen usw.
	postnatal	Entzündungen, Verletzungen, psychische, psychosoziale, pädagogische und soziokulturelle Faktoren
2. Art der Noxe	somatisch	z. B. Entzündungen, Hypoxämien, Verletzungen, Tumoren, Mißbildungen
	psychisch	Psych. Traumen, Konflikte
	psychosozial	Sozioökonom. Benachteiligung, Diskriminierung, familiäre (pädagog.) Einflüsse
	soziokulturell	Subkultur, Normen, kulturspezifische Sitten und Gebräuche, epochale Einflüsse
3. Herkunft der Noxe	endogen	genetische und konstitutionelle Einflüsse
	exogen	Umweltfaktoren (somatische, psychische, pädagogische, psychosoziale und soziokulturelle)
4. Art der Auswirkung	Läsion	organ. Substrat nachweisbar
	Reifungsverzögerung	organ. Substrat nicht immer nachweisbar
	Funktionsstörung	organ. Substrat meist nicht nachweisbar, aber funktionelle Ausfälle (z. B. path. EEG-Befund)
	Interaktionsstörung	keine
5. Intensität der Auswirkung	Normvariante	noch in den Normbereich zu rechnen*
	Grenzfall	bereits pathologische Anzeichen*
	Pathol. Fall	eindeutig pathologische Zeichen*

* Alle diese Bezeichnungen und vor allem die Grenzziehung sind wiederum abhängig vom zugrundeliegenden Normbegriff; dieser wiederum von theoretischen Vorstellungen und soziokulturellen Faktoren.

(Fortsetzung)

6. Beeinträchtigte Funktionen oder Interaktionen	Hirnfunktion	Hirnorganisches Psychosyndrom, neuropsychologische Syndrome
	Entwicklung	Entwicklungs- und Reifungsverzögerungen
	Intelligenz	Oligophrenien und Demenzprozesse
	Sprache	Sprach- und Sprachentwicklungsstörungen
	Affektivität	Störungen der Affektivität (z. B. Depression, Antriebsarmut)
	Psychomotorik	univers. und umschrieb. Störungen der Psychomotorik
	Sexualität	Sexuelle Verhaltensabweichungen
	Sozialverhalten	Soziale Anpassungsstörungen, Delinquenz
7. Wechselwirkungs- und Normproblem	Dynamische Betrachtung	Keine Noxe trifft auf ein statisches Gebilde, sondern auf zahlreiche dynamische Prozesse und ein Individuum, das sich mit vielen von ihnen *erlebend* auseinandersetzt. Betrachtungsweise von Störungen ist normabhängig*

T. Vogel und *J. Vliegen* (A/821): Diagnostische und therapeutische Methoden in der Psychiatrie. Georg Thieme, Stuttgart 1977

H. Remschmidt: Therapeutische Probleme in der Kinder- und Jugend-Psychiatrie, p. 254—265.

Zusammenfassende Übersichten zur Therapie mit Psychopharmaka

Akute Erregungszustände und ihre Therapie

Ursache	Hinweise	Therapie	Anmerkungen
Intoxikation	Bewußtseinsstörung, verwaschene Sprache, weite oder enge Pupillen	Klinikeinweisung (telefonisch ankündigen!)	Möglichst keine Sedativa, Gefahr der Atemdepression
Alkoholdelir (oder andere toxische Delirien)	Bewußtseinsstörung, Sinnestäuschungen, vegetative Symptome (Zittern, Schwitzen), Anamnese, evtl. Entzugssituation	Distraneurin®: initial 3–4 Tabl., dann 2–3stdl. 1 Tabl. oder Paraldehyd® oder Haldol® oder Truxal®/Atosil® i.m.	Nach Sedierung Klinikeinweisung
Arteriosklerotischer Verwirrtheitszustand	Bewußtseinsstörung Anamnese; häufig abends und nachts; oft chronische psychische Veränderungen. Meist höheres Lebensalter	Distraneurin® p.o. 2–3 Tabl. oder Truxal® 25–50 mg + Atosil® 25 mg i.m. oder Haldol® 10–30 Tr. p.o. oder 5–10 mg i.m.	Blutdruck beachten! Evtl. Exsikkose, Herztherapie
Endogene Psychose (Schizophrenie, Manie, agitierte Depression)	Anamnese, psychiatrischer Befund	z. B. Neurocil® 25–50 (–100) mg i.m.; Haldol® 5–10 (–20) mg i.m.; Truxal® 50 (–100) mg i.m. Klinikeinweisung (notfalls durch Polizei)	
Erregungszustände bei organischen Defektzuständen (z. B. Schwachsinn u. a.)	Anamnese, psychische Dauerveränderungen	wie bei endogenen Psychosen; Beginn mit niedriger Dosierung, da oft verminderte Toleranz	
Anfallsleiden (Dämmerzustand, psychomotorischer Anfall, postparoxysmal, Verstimmungszustand)	Anamnese; evtl. zeitlicher Zusammenhang mit Anfällen	Valium® 10–20 mg i.m./i.v. oder Phenytoin (Epanutin®, Phenhydan®) i.m., evtl. Haldol® oder Truxal®	Evtl. Klinikeinweisung erforderlich
Psychoreaktiver Erregungszustand	Auslösendes Ereignis, evtl. Hinweise auf abnorme Reaktionsbereitschaft	Valium® 5–10 mg i.v./i.m. oder Haldol®, Psyquil®, Dominal®, Truxal® o. a.	Im Auge behalten. Nach Neuroleptikum evtl. Dyskinesie (Akineton® i.m./i.v.)

Akute Erregungszustände und ihre Therapie (Fortsetzung)

Ursache	Hinweise	Therapie	Anmerkungen
Krisenförmige vegetative Störung	z. B. Herzphobie, paroxysmale Tachykardie u. a. Störung oft rezidivierend	Valium® 5–10 mg i.v. o. a.	
Akute schwere Schmerzzustände	je nach Grundstörung, z. B. Herzinfarkt, Subarachnoidalblutung, Kolik u. a.	Schmerzbekämpfung und Sedierung, z. B. Novalgin® 5 ml i.V. (oder Valoron® o. a.) Truxal® + Atosil® je 25–50 mg oder Megaphen® + Atosil® oder Psyquill®, Valium® o. a.	Bei Morphin Thilo® oder Dolantin® o. ä., keine neuroleptische Zusatztherapie!
Akute pharmakogene Dyskinesien	Extrapyramidale Bewegungsstörungen im Hals-Mund-Kopfbereich; Auftreten nach Einnahme neuroleptikahaltiger Medikamente	Akineton® 1,1 ml (1 Amp.) i.m. oder langsam i.v.	Kann mit Erregtheit verbunden sein. DD: wird u. a. als Psychose Tetanus, Epilepsie verkannt

Moderne Medizin, Praxiskalender 1981, Peri Med Verlag, Erlangen

Medikamentöse Behandlung verschiedener körperlicher Beschwerden

Vegetative Regulationsstörungen	Präparat
1. Psychovegetative Allgemeinstörung (vegetative Labilität)	Tranquilizer (nicht als Dauermedikation!), z. B. Librium®, Valium®, Tranxilium®, Tavor®, Lexotanil® (s. auch Kap. „Tranquilizer")
2. Vegetative Störungen mit depressiven Symptomen	Kombination von Antidepressivum mit einem Tranquilizer (Limbatril®, Tabs®), Antidepressiva (z. B. Alival®, Saroten®, Ludiomil®), „Thymo-Neuroleptika" (z. B. Melleril®)
3. Vegetative Störungen mit Vorherrschen von Spannung, Erregung und Angst	Stärker sedierende Tranquilizer (z. B. Valium®), Neuroleptika (z. B. Truxal®, Taractan®, Melleretten®)
4. Vegetative Störungen mit reflektorischer Muskelverspannung (Myogelosen)	Muskelrelaxierende Tranquilizer (z. B. Valium®), Muskel-Trancopal®, Musaril®
5. Vegetative Störungen mit Vorherrschen von Schlafstörungen	Schlafmittel der Benzodiazepin-Reihe (z. B. Mogadan®, Dalmadorm®, Rohynol®), Neuroleptika (z. B. abends Taractan®, Melleril® retard)
6. Vorherrschende Symptome: Übelkeit, Erbrechen, Schwindel	Neuroleptika (z. B. Dogmatil®, Psyquil®, Torecan®)
7. Hartnäckiger Singultus	Tranquilizer (z. B. Valium®), Neuroleptika (z. B. Psyquil®, evtl. 10–20 mg i.v.)
Muskelspastik bei zerebralen oder spinalen Prozessen (z. B. Multiple Sklerose)	Therapie mit Diazepam (Valium®) oder Baclofen (Lioresal®), Tbl. 5, 10, 25 mg) oder Dantrolen (Dantamacrin®, 1 Kps. = 25 mg)

In Anlehnung an: Moderne Medizin, Praxiskalender 1981, Peri Med Verlag, Erlangen

Psychopharmaka in der Inneren Medizin

Wirkungsweise (H/N)[1]	Anwendungsgebiet		Bewährte Psychopharmaka	Besondere Bemerkungen
H	I.	Psychovegetative Störungen (ohne besondere Organbeziehung)	*Tranquilizer:* Benzodiazepinderivate	
		Bei stärkerer Unruhe und Erregung sowie bei Neigung zu Mißbrauch	*Neuroleptika in niedriger Dosierung:* Dominal, Melleril (retard), Protactyl, Verophen, Taractan, Truxal(etten)	
		Bei depressiven Symptomen	Limbatril (Chlordiazepoxid + Amitryptilin), Insidon, Tacitin, Aponal und Sinquan	
H	II.	Menopausen-Syndrom (psychovegetative Organ- und Allgemeinbeschwerden im Klimakterium)	Wie bei I., ferner *Kombinationspräparate* (Hormone + Tranquilizer): Menrium (Chlordiazepoxid), Neo-Gestakliman (Butyrylperazin), Östrogynal (Butyrylperazin), Ovaribran (Oxazepam), Seda-Presomen (Diazepam)	K. I.: Mamma- und Genitalkarzinome, Endometriose, Mastopathia cystica
H	III.	Psychogene Schlafstörungen	Wie bei I., speziell Dalmadorm, Rohypnol und Mogadan *Kombinationspräparate* (Tranquilizer bzw. Neuroleptika mit Hypnotika, Barbituraten oder Methaqualon): Diudorm (Chlorprothixen), Doroma (Promethazin), Itridal (Prothipendyl), Vesparax (Diphenylmethan)	

---

[1] H = Hauptbehandlung, H/N = Im Einzelfall Haupt- bzw. Nebenbehandlung, N = Nebenbehandlung, K. I. = Kontraindikationen.

Psychopharmaka in der Inneren Medizin (Fortsetzung)

Wirkungs- weise (H/N)[1]	Anwendungsgebiet	Bewährte Psychopharmaka	Besondere Bemerkungen
N	**IV. Herz-Kreislauf-Erkrankungen** 1. Myokardinfarkt a) Akutphase	Als *Sofortmaßnahmen* vor und während des Krankentransportes sowie auf der Intensivstation: *Schmerzbekämpfung* mit Fortral, Dolantin (spezial), Valoron, Novalgin u. a. parenteral *Bekämpfung von Angst und psychomotorischer Unruhe* mit 5–10 mg Valium i.v. oder i.m., bei Hypodynamie (low output) statt dessen per os Tavor, Valium, Lexotanil Bei *Schlafstörungen* ggf. zusätzlich Dalmadorm, Mogadan oder Rohypnol	Bei besonders heftigem Ischämieschmerz zur Schmerzbekämpfung, Ruhigstellung und Schockprophylaxe i.v. Applikation von 5 mg Droperidol, 0,1 mg Fentanyl und 2 mg Nalorphin als Mischinjektion. Evtl. Wiederholung nach 10 Min. oder Infusion in 5fach höherer Dosierung Vorsicht mit Neuroleptika bei hypotoner Kreislaufeinstellung (low output) und bei alten Patienten. Möglichkeit akuter und chronischer kardiotoxischer Effekte!
	b) Schonphase (1.–3. Woche), Rekonvaleszenzphase (3.–10. Woche) und Nachrekonvaleszenzphase (ab 3.–4. Monat)	Zur *Beeinflussung von Angst, Unruhe und leichter depressiver Verstimmung* Tranquilizer per os wie unter IV. 1 a Bei *Schlafstörungen* allein oder zusätzlich Dalmadorm, Mogadan oder Rohypnol Bei *stärkerer Angst, Erregung und psychomotorischer Unruhe* Kombination von Tranquilizern mit β-Blockern (Visken, Dociton u. a.) Bei stärkerer *depressiver Verstimmung* Breitspektrumpsychosomatika bzw. Antidepressiva, z. B. Alival. Cave trizyklische *Antidepressiva*	

Psychopharmaka in der Inneren Medizin (Fortsetzung)

Wirkungs- weise (H/N)[1]	Anwendungsgebiet	Bewährte Psychopharmaka	Besondere Bemerkungen
H/N	2. Koronarinsuffizienz (bei Koronarsklerose)	Wie in der Schonphase und (Nach-) Rekonvaleszenzphase des Moykardinfarktes IV. 1a, ferner *koronarwirksame Kombinationspräparate:* Corneural (Meprobamat), Pentaneural (Meprobamat), Pentrium (Chlordiazepoxyd), Persumbran (Oxazepam)	Wie bei IV. 1. a
N	3. Akute Herzinsuffizienz (Asthma cardiale, Lungenödem)	Valium i.m. (zur Psychosedierung), bei Hypodynamie (low output) Tranquilizer (Benzodiazepinderivate) per os, wie bei IV. 1 a	Wie bei IV. 1 a
H/N	4. Funktionelle Stenokardien	*Tranquilizer* (Benzodiazepinderivate), ggf. *Neuroleptika* (in niedriger Dosierung), wie bei I.	Wie bei IV. 1.
H/N	5. Herzrhythmusstörungen (Extrasystolie, Sinustachykardie, paroxysmale Tachykardie, absolute Arrhythmie bei Vorhofflimmern und -flattern)	*Tranquilizer* (Benzodiazepinderivate)	
H/N	6. Hypertonie	*Tranquilizer* (Benzodiazepinderivate), ggf. *Neuroleptika* (in niederiger Dosierung), wie bei I. *Reserpin-Kombinationspräparate:* Bei erregungsbedingter Hypertonie Tranquilizer in *Kombination mit β-Blockern*	Wie bei IV. 1.

Psychopharmaka in der Inneren Medizin (Fortsetzung)

Wirkungs-weise (H/N)[1]	Anwendungsgebiet	Bewährte Psychopharmaka	Besondere Bemerkungen
H/N	7. Zerebrale Durchblutungsstörungen (Zerebralsklerose)		
	a) Bei psychisch-physischer Inagilität	Captagon, Helfergin, Katovit, Ritalin, Peripherin (Theophyllin-Ephedrin)	Nebenwirkungen: Übererregbarkeit, Einschlafstörungen
	b) Bei Unruhe- und Erregungszuständen	Aolept, Distraneurin, Decentan, Dominal (forte), Esucos, Haldol, Megaphen, Melleril, Neurocil, Psyquil, Taractan, Truxal, Valium	Vorsicht mit Neuroleptika, die den Blutdruck senken, die Kreislaufregulation und zerebrale Durchblutung beeinträchtigen
	c) Schlafstörungen im Alter	*Neuroleptika* und *Tranquilizer*, wie bei 7 b., *Hypnotika:* Rohypnol, Dalmadorm, Mogadan. *Kombinationspräparate:* Diudorm (Chlorprothixen), Doroma (Promethazin)	Aber auch die Benzodiazepine können durch ihre muskelrelaxierende Wirkung bei alten Leuten Gehunsicherheit (Ataxie) verursachen
N	8. periphere arterielle Durchblutungsstörungen. Arterielle Embolie	Zur Bekämpfung des Ischämieschmerzes *schwach potente Neuroleptika* (Megaphen, Atosil, Neurocil, Taractan, Truxal, Dominal forte) *kombiniert mit Analgetika* (Novalgin, Deseril retard, Fortral, Dolantin, Palfium), sog. lytische Cocktails bzw. lytische Kur. Schmerzdistanzierung durch *Limbatril*	Wie bei IV. 7.
H/N	9. Orthostatisch-hypotones Syndrom (mit Antriebsschwäche und vorzeitiger Ermüdbarkeit)	Captagon, Hypotonin (forte), Preludin, Ritalin, Tradon *Kombinationspräparate:* Katovit, Peripherin, Reactivan. Besser geeignet: Akrinor, Effortil, Novadral, Dihydergot, Amphodyn	K. I.: Neigung zur Pharmakomanie. Wegen Gefahr des Mißbrauchs und der Abhängigkeit nicht für die Daueranwendung geeignet

Psychopharmaka in der Inneren Medizin (Fortsetzung)

Wirkungsweise (H/N)[1]	Anwendungsgebiet		Bewährte Psychopharmaka	Besondere Bemerkungen
H/N	10.	Vasomotorische Kopfschmerzen (einschl. Migräne)	*Tranquilizer* (Benzodiazepinderivate) sowie Limbatril und Migristene, ggf. kombiniert mit *Hydergin* oder *Dihydergot* bzw. *ergotaminhaltigen Analgetika*, z. B. Avamigran, Ergo-Kranit, Ergo-sanol, Migrexa	
H/N	11.	Herzneurose	*Im akuten herzneurotischen Anfall:* Valium, ggf. Neurocil, Taractan, Truxal oder Haldol parenteral. Zur Weiterbehandlung *Benzodiazepinderivate* + *β-Blocker*	Psychologische Führung und psychotherapeutische Maßnahmen stehen im Therapieplan an erster Stelle!
	V.	**Erkrankungen der Atemwege**		
H/N	1.	Asthma bronchiale asthmoide (Emphysem-)Bronchitis	*Tranquilizer* (Benzodiazepinderivate) *Kombinationspräparate* mit bronchospastischer Wirkung: Tranquo-Alupent (Oxazepam), Perspiran protrahiert (Ephedrin)	
H/N	2.	Nervöses Atmungssyndrom (psychogene Atmungsstörung)	Wie V. 1.	Wie IV. 11.

Psychopharmaka in der Inneren Medizin (Fortsetzung)

Wirkungs-weise (H/N)[1]	Anwendungsgebiet		Bewährte Psychopharmaka	Besondere Bemerkungen
	VI.	Erkrankungen des Abdomens		
H/N	1.	Nervöse Magenbeschwerden, Reizmagen (Supersekretion, Hypermotilität, Roemheld), Gastroduodenitis, Magen- und Duodenalgeschwüre, Hypermotilität des Darmes, spastisches Kolon, Singultus, Dyskinesie der abführenden Gallen- und Harnwege, Reizblase	*Tranquilizer* (Benzodiazepinderivate), schwach potente *Neuroleptika* mit spasmolytischer Komponente, z. B. Atosil, Melleretten, Taractan, Truxal. *Kombinationspräparate mit spasmolytischer Wirkung:* Limbatril Tabs (Amitriptylin), Librax (Chlordiazepoxid), Tranquo-Adamon (Meprobamat), Alutan (Phenprobamat), Tranquo-Buscopan (Oxazepam), Stelabid (Trifluoperazin), Tensilan (Perazin), Ulcolind (Butyrophenon)	K. I.: Pylorusstenose, Miktionsstörungen infolge Prostatahypertrophie, Glaukom
H/N	2.	Koliken im Bereich des Magendarmkanals sowie der ableitenden Harn- und Gallenwege	*Kombinationspräparate mit spasmolytischer Wirkung*, wie bei VI. 1. Zentraldämpfende, analgetika-potenzierende *Neuroleptika*, wie Atosil, Dominal (forte), Megaphen, Taractan und Truxal, *in Kombination mit Analgetika*, wie Dolantin, Valoron, Fortral, Palfium oder Novalgin (sog. lytische Cocktails). *Limbatril*, Librax	
H/N	3.	Übelkeit, Erbrechen, Schwindel und Nausea	Schwach potente *Neuroleptika mit antiemetisch-antiverti-ginöser Komponente:* Atosil, Bonamine, Haldol, Dogmatil, Megaphen, Nipodal, Pervetral, Psyquil, Torecan, Verophen, Protactyl	

Psychopharmaka in der Inneren Medizin (Fortsetzung)

Wirkungs-weise (H/N)[1]	Anwendungsgebiet		Bewährte Psychopharmaka	Besondere Bemerkungen
H/N	VII.	Schwere vegetative und zentral fixierte Schmerzzustände z. B. Kausalgien, Hyperpathien, Phantom- und Zosterschmerz, Karzinomschmerz	*Stark zentraldämpfende Neuroleptika:* Aolept, Atosil, Dominal forte, Neurocil, Megaphen, Taractan, Truxal a) allein b) zur Analgetikapotenzierung (Novalgin, Valoron, Fortral, Dolantin, Palfium): lytischer Cocktail, lytische Kur, Phenothiazin-Schlaftherapie *Limbatril* zur Schmerzdistanzierung, ggf. auch *Tranquilizer* (Benzodiazepinderivate)	
H	VIII.	Schmerzprophylaxe und -bekämpfung bei diagnostisch-therapeutischen Eingriffen	*Vorbereitung (tags zuvor) mit Tranquilizern* (Benzodiazepinderivaten), einschl. Dalmadorm, Mogadan, Rohypnol. *Vor dem Eingriff* Valium bzw. Megaphen, Atosil, Verophen oder Dominal, kombiniert mit einem Analgetikum (Novalgin, Dolantin oder Fortral), ggf. auch mit Atropin sulfur	
H/N	IX.	Trigeminusneuralgien	*Tegretol, Tegretal*, ggf. stark zentral dämpfende *Neuroleptika*, wie bei VII., allein oder kombiniert mit *Neuroleptika*, wie bei VII., allein oder kombiniert mit Analgetika	

Psychopharmaka in der Inneren Medizin (Fortsetzung)

Wirkungsweise (H/N)[1]	Anwendungsgebiet		Bewährte Psychopharmaka	Besondere Bemerkungen
H/N	X.	**Myalgien und Muskelspasmen** (rheumatisch, neurogen, arthrogen, traumatisch, psychogen)	*Tranquilizer* mit muskelrelaxierender Komponente, *insbesondere Valium®*, *Musaril®* *Myotonolytika* mit tranquilisierender Wirkung: Gamaquil (Phenprobamat), Sanoma (Carisoprodol) und Myocuran (Mephenesin) *Myotonolytische Kombinationspräparate:* Cortidurazon (Carisoprodol), Myotonal (Carisoprodol), Quilil (Phenprobamat), Quilacortin (Phenprobamat), Sanomacortin (Carisoprodol)	Vorsicht bei der Anwendung von Myotonolytika im hohen Lebensalter: Unter der Behandlung kann es zu Ataxie, Astasie, Dysarthrie und zu weiterem Abbau der Persönlichkeit kommen
H/N	XI.	**Allergosen** (Pruritus, Urtikaria, Heufieber, allergische Rhinitis, Asthma bronchiale, Strahlenkater, allergische Dermatitis und Ekzeme, allergische Kolitis)	Andantol, Atosil, Deseril, Latibon, Periactinol, Repeltin, Theralen	
H	XII.	**Endokrine Störungen** 1. Menopausensyndrom (klimakterische Störungen)	*Neurovegetative Dämpfungsmittel* vom Bellergaltyp, *Tranquilizer* (Benzodiazepinderivate), *Östrogenhaltige Kombinationspräparate:* Menrium (Chlordiazepoxid), Neo-Gestakliman (Butyrylperazin), Östrogynal (Butyrylperazin), Ovaribran (Oxazepam), Seda-Presomen (Diazepam)	

Psychopharmaka in der Inneren Medizin (Fortsetzung)

Wirkungs-weise (H/N)[1]	Anwendungsgebiet	Bewährte Psychopharmaka	Besondere Bemerkungen
H/N	2. Hyperthyreose	*Tranquilizer* (Benzodiazepinderivate), ggf. kombiniert mit β-Blockern (Visken, Dociton). Schwach potente *Neuroleptika:* Dominal, Melleril retard, Protactyl, Verophen u. a. *Kombinationspräparate:* Limbatril (Chlordiazepoxid + Amitryptilin), Omnisedan (Meprobamat, Methylpentynol), Sedapon (Meprobamat) u. a.	

H. J. *Haase:* Therapie mit Psychopharmaka und anderen seelisches Befinden beeinflussenden Medikamenten. Schattauer, New York 1977

Psychopharmaka in der Chirurgie

Indikation	Medikation	Bemerkung
Postoperative Schmerzbekämpfung	60–90 mg Taractan i.m. am Operationstag. 15–30 mg Taractan am 1. postoperativen Tag	Verschlafen der postoperativen Schmerzen. Gute lokale und allgemeine Verträglichkeit
Phantomschmerz nach Gliedmaßenamputationen	Leichte Fälle: Kombinationsbehandlung mit Valium, Taractan und gelegentlichen Schmerzmittelgaben. Schwere Fälle: Bei gleichzeitig bestehendem Schmerzmittelabusus Schlafkur mit Taractan u. Valium. Individuelle Dosierung. Eigenbeobachtung: Valium, oral, 4 × 10 mg/die	„Entpersönlichung des Schmerzes" (Linke). Durchführung auch bei Asthma und anderen allergischen Manifestationen möglich Einsparung von Alkaloiden. Dämpfung quälender Mutilationsvorstellungen
Langzeitbehandlung schwerer chronischer Schmerzzustände	Basistherapie mit Phenothiazinen: 3 × 1 Drag. (25 mg) Megaphen und 3 × 1 Drag. (25 mg) Atosil oder 1–2 × täglich 25 mg Megaphen u. 25 mg Atosil i.m.	Potenzierung von Dolantin. Potenzierung von Opiaten
	Hohe Megaphendosen (440 mg/die) 20 mg Psyquil u. 50 mg Dolantin i.m. wenn Erbrechen und Übelkeit. Tofranil 1 Amp. (25 mg) morgens und abends. Später perorale Medikation: 1–3 × 1 Drag. (25 mg) oder 1–3 × 1 Limbatril Tabs.	Neben Schmerzlinderung Resensibilisierung für zytostatische Wirkung
Zervikalsyndrom bei Osteochondrose u. Spondylose der Halswirbelsäule, Schulter-Arm-Syndrom, kombiniertes Mastalgie-Zervikalsyndrom	Valium, oral 10–30 mg/die	

Psychopharmaka in der Chirurgie (Fortsetzung)

Indikation	Medikation	Bemerkung
Bandscheibenvorfall	10 mg Valium i.m. 30 min vor Behandlungsbeginn. 10 mg Valium langsam i.v. vor der Manipulation	Streckbehandlung
Frakturreposition	10 mg Valium i.m. vor Repositionsbeginn u. Epontol-Kurznarkose	Dämpfung der Erwartungsangst, Relaxation der Muskulatur, Nachlassen der Schmerzen. Häufig Verzicht auf weitere Muskelrelaxantien wie Kurare oder Succinylcholin möglich
Wirbelfrakturen, Aufrichtung im ventralen Durchhang nach Böhler	10 mg Valium i.m. 30 min vor Behandlungsbeginn, 10 mg Valium langsam i.v. unmittelbar vor der Reposition	
Spastische Lähmung bei Querschnittsläsion infolge Kompressionsfraktur der Hals- oder Brustwirbelsäule	4×10 mg Valium/die	Frühzeitig einsetzende Spasmolyse soll Ausbildung von Gelenkkontrakturen soweit wie möglich verhindern. Manifeste Spastik: Reduktion auf $1/3$ der Ausgangssituation möglich. Erleichterung krankengymnastischer Bewegungstherapie und Kontrakturbehandlung
Spinale Spastik nach kompletter oder subtotaler Verletzung des Rückenmarks	15–40 mg Valium/die. In Einzelfällen bis 100 mg Valium/die. Behandlungsdauer 9–16 Monate	Patienten mit schweren, überwiegend traumatischen Rückenmarksschäden. Günstige Beeinflussung des Gesamtverhaltens der Paraplegiker. Keine wesentlichen Nebenerscheinungen
Sudecksches Syndrom (regionäre Osteoporose), generalisierte Osteoporose, präsenile u. senile Involutionsporose	5×2 mg – 4×10 mg Valium/die	Neurovegetative Dämpfung führt zu wesentlich besseren Behandlungsergebnissen in morphologischer und funktioneller Hinsicht. Relaxation des reaktiven Hypertonus der Rückenmuskulatur bei der generalisierten Osteoporose

Psychopharmaka in der Chirurgie (Fortsetzung)

Indikation	Medikation	Bemerkung
Posttraumatische Gelenksteife nach Handverletzungen und handchirurgischen plastischen Eingriffen (z. B. Dupuytrensche Kontraktur)	Librium oral, 30–50 mg/die oder Valium oral, 15–30 mg/die	Linderung der subjektiven Beschwerden als auch zunehmende Besserung der schmerzhaften Bewegungseinschränkung der Gelenke
Posttraumatische Gelenksteife (Raideur, dystrophische Osteoarthritis)	Bei erethischer Stimmungslage des Verletzten Neuroplegika: Librium oder Valium oral, 3 × 10 mg/die. Bei depressiver Tendenz Thymoleptika	Kombinationstherapie: Psychopharmaka mit am Albumin/Globulin-Index orientierter Gabe von anabolen oder katabolen Hormonen
Angiographie der unteren Extremitäten	Kombination von 10 mg Valium u. 2,5 g Novalgin getrennt i.v.	Individuelle Dosierung von Valium bei alten Patienten mit hirnorganischen Veränderungen. Die geeignete Dosis führt nahe an einen Schlafzustand heran
Prämedikation bei Endoskopie (Ösophaguskopie, Gastroskopie, Ösophagogastroskopie)	Unmittelbar vor Untesuchungsbeginn i.v. Injektion. Junge Erwachsene: 5–10 mg Valium u. 75–100 mg Meperidin. Alte Patienten u. Schwerkranke: 1–4 mg Valium u. 20–50 mg Meperidin. Alkoholiker: 10–15 mg Valium u. 75–100 mg Meperidin	Gute bis ausgezeichnete Relaxation und psychische Wirkung
Psychisch-vegetativ überlagerte Folgezustände nach abdominellen Eingriffen. Stumpfgastritis, Roemheld-Syndrom, Postcholezystektomie-Syndrom, Dyskinesien der Gallenwege	Tranquo-Buscopan: 10 mg Oxazepam, 10 mg Buscopan 1–3 Drg. Librax	Zentrale Entspannung im psychischen Bereich, periphere Ruhigstellung im Organbereich
Persistierende, externe Gallenfistel bei Spastik des M. sphincter Oddi	3 × 10 mg Valium i.m.	In Einzelfällen promptes Versiegen der Gallenabsonderung nach außen
Kardioversion auch nach kardiochirurgischen Eingriffen	5–30 mg Valium i.v.	Komplette Amnesie für den Schock und den damit verbundenen Schmerz

Psychopharmaka in der Chirurgie (Fortsetzung)

Indikation	Medikation	Bemerkung
Psychiatrische Reaktionen nach Eingriffen am offenen Herzen, insbesondere nach Klappenersatz	2,5 – 5,0 mg Valium i.v. 4stündlich zusätzlich zur Standardsedierung	Frequenz psychiatrischer Komplikation in unbehandelter Kontrollgruppe 36%, in der behandelten Gruppe 5%. Keine ungünstigen Nebenwirkungen
Septischer Schock	Lytische Kombination als Mischspritze 100 mg Dolantin 50 mg Atosil 50 mg Megaphen in Verbindung mit Oberflächenhypothermie (32 °C Körpertemperatur), Volumenersatz u. Antibiotikatherapie	Physikalische und pharmakologische Hibernation (Laborit und Huguenard) bringt Zeitgewinn für Antibiotikaanwendung
Tetanus, Muskelrelaxation	Kinder: 10 mg Valium oral, alle 6 – 8 Stunden. Neugeborene: 2,5 mg Valium oral, 2 × täglich	
Tetanus	10 mg Valium 6stündlich. 60 mg Phenobarbital 6stündlich	

In Anlehnung an *H. J. Haase:* Therapie mit Psychopharmaka und anderen seelisches Befinden beeinflussenden Medikamenten. Schattauer, New York 1977

Psychopharmaka in der Pädiatrie

Häufig verwendete Psychopharmaka und ihre Indikationen. Dosisempfehlung für die Erstbehandlung. Die weitere Dosierung richtet sich nach der Wirkung im Einzelfall

Handelsname	Generic name	Mittlere Tagesdosis (Schulkind) 30 kg = 1 m² Körperoberfläche	Indikationsbeispiele
1. Neuroleptika Dämpfung des zentralnervösen Grundtonus, psychische Beruhigung und Entspannung, antipsychotische Wirkung			
1.1. Phenothiazine		(mg)	
Aolept®	Periciacin	10–15	Langzeitbehandlung bei schweren Verhaltensstörungen
Atosil®	Promethacin	25–50	vegetativ dämpfend, antiallergisch, antiemetisch
Dapotum®, Lyogen®	Fluphenazin	2	schwere organisch bedingte (nicht) milieureaktive Verhaltensstörungen
Megaphen®	Chlorpromazin	30–50	sedativ-hypnotisch wirksames Neuroleptikum
Melleril®	Thioridazin	25–70	Langzeitbehandlung von Unruhezuständen und psychoreaktiven Störungen
1.2. Thiaxanthene			
Taractan®, Truxal®	Chlorprothixen	15–50	Unruhe und Erregungszustände, psychogene und vegetative Regulationsstörungen
1.3. Butyrophenone			
Dipiperon®	Pipamperon	40–80	Verhaltensstörungen, exogenes organisches Psychosyndrom
Haldol®	Haloperidol	1 (einschleichend)	starkes Neuroleptikum, schwere psychomotorische Erregungszustände, Psychose
Triperidol®	Trifluperidol	0,5	hochpotentes Neuroleptikum (nur stationär)

Psychopharmaka in der Pädiatrie (Fortsetzung)

Handelsname	Generic name	Mittlere Tagesdosis (Schulkind) 30 kg = 1 m² Körperoberfläche	Indikationsbeispiele
Körperoberfläche			

2. Tranquilizer:
Entspannend, angstlösend, dämpfend bei minimaler hypnotischer Wirksamkeit

2.1. Meprobamate
Aneural®, Cyrpon®, Miltaun	Meprobamat	600	Angst-, Spannungs- und Erregungszustände, Verhaltensstörungen, Eingewöhnungsschwierigkeiten

2.2. Benzodiazepine
Librium®	Chlordiazepoxyd	10–30	Spannungs- und Unruhezustände, Stimmungslabilität, psychosomatische Störungen
Nobrium®	Medazepam	5–10	wie Valium
Valium®	Diazepam	5–10	Erregung, Spannung und Angst, vegetative und psychosomatische Störungen, Schlafstörungen

3. Sonstige Psychopharmaka

3.1. Thymoleptika
Tofranil®	Imipramin	10–25	Antidepressivum, Enuresis-Therapie

3.2. Weckamine
Ritalin®	Methylphenidat	10–20	hirnorganisch bedingte Hyperaktivität

3.3. Pflanzliche Extrakte
Baldrian dispert Valdispert®	Baldrian	2–5 Drag.	mildes Sedativum, Einschlafstörungen
Hovaletten®	Hopfen	3–6 Drag.	mildes Sedativum, Schlafstörungen

H. *Harbauer* in: Therapie d. Krankheiten des Kindesalters, Von Harnack (Hrsg.), 2. Auflage. Springer, Berlin, Heidelberg, New York 1980

Pharmakologische Wirkprinzipien bei Therapie extrapyramidal-motorischer Hyperkinesen

Prinzip	Empfehlenswerte Medikamente
Inhibition des dopaminergen Systems durch Blockierung der Dopamin-Rezeptoren	Phenothiazine Butyrophenonderivate Tiaprid
Aktivierung des cholinergen Systems durch Erhöhung des Azetylcholinspiegels im Gehirn	2-Dimethylaminoethanol Cholinchlorid
Aktivierung des GABA-Systems	Benzodiazepine
Erhöhung des GABA-Spiegels im Gehirn	Valproinat GABA-Transaminaseinhibitor)?
Tranquilisierung/Sedierung	Benzodiazepine

E. Schneider: Medikamentöse Therapie der extrapyramidal-motorischen Hyperkinesen. Hoechst 1980

E. Rüther et al.: Neuropharmakotherapie dyskinetischer Syndrome. Pharmakotherapie 1, 200–210 (1978)

Neuropsychopharmaka bei extrapyramidal-motorischen Hyperkinesen

Syndrom	Empfehlenswerte Medikamente
Choreatisches Syndrom	Perphenazin (Decentan®) Haloperidol (Haldol®) Tiaprid (Tiapridex®) Lithiumsalze (Quilonum) bei leichten Formen Diazepam (Valium®)
Athetotisches Syndrom	Perphenazin (Decentan®) Tiaprid (Tiapridex®)
Torsionsdystonisches Syndrom (incl. Torticollis spasticus)	Perphenazin (Decentan®) Haloperidol (Haldol®) Biperiden (Akineton®)
Hemiballismus	Perphenazin (Decentan®) Haloperidol (Haldol®) Diazepam (Valium®)
Spätdyskinesien nach Neuroleptika-Therapie	Clozapin (Leponex®) Tiaprid (Tiapridex®) Dimethyl-amino-äthanol (?) (Deanol®) Cholinchlorid (?) Lithiumsalze (?) evtl. aber auch die Neuroleptika, die die Hyperkinesen verursacht haben: z. B. Perphenazin (Decentan®) Haloperidol (Haldol®)
L-Dopa-induzierte Hyperkinesen	Tiaprid (Tiapridex®)
Blepharospasmus	Lithiumsalze (Quilonum®) Perphenazin (Decentan®) Biperiden (Akineton®)

E. *Schneider:* Medikamentöse Therapie der extrapyramidal-motorischen Hyperkinesen. Hoechst 1980
E. *Rüther* et al.: Neuropharmakotherapie dyskinetischer Syndrome. Pharmakotherapie 1, 200–210 (1978)
D. *Soyka:* unveröffentlicht

Neuropsychopharmaka bei Tremor und Myoklonien

Syndrom	Empfehlenswerte Medikamente
Haltungs-, Aktionstremor, essentieller, familiärer Tremor	Beta-Rezeptorenblocker, z. B. Propranolol (Dociton®) Oxprenolol (Trasicor®) 5-Hydroxytryptophan (Levothym®)
Myoklonien	5-Hydroxytryptophan (Levothym®) Valproinat (Ergenyl®) Clonazepam (Rivotril®) Baclofen (Lioresal®) Diazepam (Valium®)

H. Przuntek: Medikamentöse Behandlungsmöglichkeiten bei verschiedenen Tremor- und Myoklonieformen. Pharmakotherapie 1, 195–199 (1978)
D. Soyka, unveröffentlicht

Neuropsychopharmaka bei Narkolepsie

Zielsymptom	Empfehlenswerte Medikamente
Schlafanfälle	Methamphetamin (Pervitin®) Methylphenidat (Ritalin®) Ephedrin
Wachanfälle hypnagoge Halluzinationen	Imipramin (Tofranil®)
Affektiver Tonusverlust, Kataplexie	Imipramin (Tofranil®)

D. Soyka, unveröffentlicht

Neuropsychopharmaka bei neurovegetativen Störungen

Zielsymptom	Wirkprinzip	Empfehlenswerte Medikamente
Allgemeine psychovegetative Labilität	Emotionelle und vegetative Harmonisierung mit Tranquilizern oder schwachpotenten Neuroleptika, bei depressiver Komponente ggf. auch mit Antidepressiva	Diazepam (Valium®) Thioridazin (Melleretten®) Amitriptylin (Saroten®, Laroxyl®, Limbatril Tabs®)
Tetanische Anfälle (Hyperventilationstetanie, vegetativ-tetanische Anfälle, neuromuskuläre Übererregbarkeit)	Sedierung, vegetative Dämpfung, Krampflösung	Diazepam (Valium®) Limbatril Tabs®
Singultus	Zentrale Dämpfung	Triflupromazin (Psyquil®)
Nausea, zentrales Erbrechen	Zentrale Dämpfung	Triflupromazin (Psyquil®) Metochlopramid (Paspertin®)

D. Soyka, unveröffentlicht

Neuropsychopharmaka bei Schmerzzuständen

Indikation	Wirkprinzip	Empfehlenswerte Medikamente
Migräne, Dauermedikation	Bei starker psychovegetativer Labilität oder Depressivität Tranquilizer bzw. Antidepressiva	Diazepam (Valium®) Thioridazin (Melleretten®) Amitriptylin (Saroten®, Laroxyl®)
Status migraenosus	Stärkere Sedierung und Tranquilisierung	Diazepam (Valium®) Thioridazin (Melleretten®) Chlorprothixen (Truxal®)
Bing-Horton-Syndrom	Lithiumsalze zur prophylaktischen Therapie	Lithium (Quilonum®)
Idiopathische Gesichtsneuralgien (Trigeminus-, Glossopharyngeusneuralgie)	Bei Versagen von Carbamazepin oder Phenytoin hochpotente Neuroleptika allein oder mit den genannten Pharmaka kombiniert	Haloperidol (Haldol®) Benperidol (Glianimon®)
Symptomatische Neuralgien, z. B. Zoster-Neuralgie	Zentrale Schmerzdämpfung mit mittel- bis hochpotenten Neuroleptika, auch kombiniert mit Antidepressiva und einfachen bis mittelstark wirkenden Analgetika	Haloperidol (Haldol®) Benperidol (Glianimon®) Amitriptylin (Saroten®, Laroxyl®)
Phantomschmerz	Zentrale Schmerzdämpfung mit mittel- bis hochpotenten Neuroleptika, auch kombiniert mit Antidepressiva und Tranquilizern	Haloperidol (Haldol®) Benperidol (Glianimon®) Amitriptylin (Saroten®, Laroxyl®) Diazepam (Valium®)
Subarachnoidalblutung	Schmerzdämpfung, Sedierung bei psychomotorischer Unruhe, eventuell auch leichte Blutdrucksenkung	Levomepromazin (Neurocil®) Promethazin (Atosil®)
Akute vertebragene Schmerzsyndrome, Diskushernie	Schmerzdämpfung, Muskelrelaxation	Diazepam (Valium®)
Chronische Schmerzsyndrome unterschiedlicher Genese, z. B. bei Malignomen, Syringomyelie, Thalamus-Syndrom	Potenzierung der Wirkung von Analgetika durch zentral angreifende Substanzen wie Neuroleptika und Antidepressiva	Levomepromazin (Neurocil®) Haloperidol (Haldol®) Benperidol (Glianimon®) Amitriptylin (Saroten®, Laroxyl®)
Schmerzerleben im Rahmen einer endogenen Depression	Thymolepsie durch Antidepressiva	Imipramin (Tofranil®) Clomipramin (Anafranil®) Amitriptylin (Saroten®, Laroxyl®)

L. Blaha: Zur medikamentösen Therapie der Schmerzzustände mit besonderer Berücksichtigung der Psychopharmaka. Hoechst 1980
D. Soyka, unveröffentlicht

Neuropsychopharmaka in der Anaesthesiologie
Neuroleptika

Chemische Kurzbezeichnung	Handelsname	Anwendungsgebiet	Nachteile
Promethazin	Atosil Phenergan	Narkoseprämedikation Narkosepotenzierung Hypothermie Intensivtherapie	Störung der Haematopoese Kreislauflabilität, Blutdrucksenkung Potenzierung der atemdepressorischen Wirkung aller Narkotika Trockenheit des Mundes und Schwellung der Mundschleimhaut
Chlorpromazin	Megaphen	Prä- und postoperative Behandlung bei Alkoholikern Narkoseprämedikation Bei postoperativem Erbrechen	Leberschädigung Störungen im vegetativen System Orthostatische Kollapse (Vorsicht bei ambulanten Patienten) Potenzierung der atemdepressorischen Wirkung aller Anaesthetika Allergische Hautreaktionen können auftreten Zeichen von Parkinsonismus bei größeren Dosen
Butyrophenonderivate: Droperidol Haloperidol	Dehydrobenzperidol Haldol	Narkoseprämedikation Neuroleptanalgesie postoperatives Erbrechen	Extrapyramidale Symptome Potenzierung der atemdepressorischen Wirkung von Opiaten und Barbituraten Blutdrucksenkung, besonders bei Droperidol (Vorsicht bei Coronarsklerose)

Neuropsychopharmaka in der Anaesthesiologie (Fortsetzung)

Chemische Kurzbezeichnung	Handelsname	Anwendungsgebiet	Nachteile
Phenobarbital Cyclobarbital Hexobarbital Pentobarbital	Luminal Phanodorm Evipan Nembutal	Die Hauptwirkung der Barbiturate ist eine Hemmung des Zentralnervensystems, die als sedative hypnotische Wirkung ausgenutzt wird. Barbiturate sind vorzüglich geeignet, die Patienten in der Nacht vor der Operation zu sedieren. Zu der zentralen Wirkung gehört auch eine antikonvulsive Wirkungskomponente (epileptischer Krampf, Vergiftungen mit Lokalanaesthetika)	Allergische Überempfindlichkeit zentrale Atemdepression negativ inotrope Wirkung

Tranquilizer

Meprobamat	Cyrpon forte Meprosa	Narkoseprämedikation besonders bei Kindern bei Angst- und Erregungszuständen vor der Operation Muskelspasmen Geburtshilfe	Vorsicht bei Kombination mit Hypnotika (Potenzierung der atemdepressorischen Wirkung) Hautreaktionen Orthostatische Regulationsstörungen
Benzodiazepinderivate: Diazepam Chlordiazepoxid Flunitrazepam	Valium Librium Rohypnol	Narkoseprämedikation Angst- und Spannungszustände vor der Operation Muskelspannungen Vegetative Dystonie Intensivtherapie Narkoseeinleitung Krampfbehandlung Geburtshilfe	Bei geriatrischen cerebralsklerotischen Patienten können paradoxerweise Erregungszustände auftreten. Kontraindikationen bei Myasthenia gravis und bei schweren Leber- und Nierenerkrankungen und in den ersten 6 Wochen der Schwangerschaft

Interferenzliste psychotrop wirkender Substanzen (Auswahl)
(nach Haase)

Agonist	kann interferieren mit	Effekt
1. Antidepressiva mit anticholinergem Effekt		
(z. B. Laroxyl®, Saroten®, Tryptizol®, Nortilen®, Pertofran®, Anafranil®, Tofranil®, Ludiomil®, Limbatril®, Longopax®, Pantrop®)	Anticholinergika (Antihistaminika, Antiparkinsonmittel, Phenothiazine)	Trizyklika verstärken den atropinartigen Effekt der Anticholinergika
	MAO-Hemmer!	Vegetative Krisen
	Diphenylhydantoin	Bei hoher Dosierung Verdrängung der Trizyklika aus ihrer Proteinbindung, Überdosierung, verstärkte NW
	Trijodhyronin	Rasches Ansprechen auf die antidepressive Therapie infolge erhöhter Rezeptorenempfindlichkeit
	Noradrenalin	Überempfindlichkeitsreaktion (gefährlicher Blutdruckanstieg)
	β-Rezeptorenblockern	Verstärkung des Blutdruckabfalls
	Urin-säuernden Substanzen (z. B. Ammoniumchlorid, Ascorbinsäure, Diamox®)	Beschleunigung der renalen Elimination der Trizyklika, dadurch Wirkungsabschwächung
	Urin-alkalisierenden Substanzen (z. B. NaHCO$_3$)	Verzögerung der renalen Elimination, dadurch Erhöhung des Blutspiegels mit Kumulationsgefahr
	Methyldopa	Leichter, feinschlägiger Handtremor, Erhöhung von Puls und Blutdruck
	Guanethidin	Guanethidin-Wirkung wird zunächst aufgehoben, beim Absetzen des A. D. verstärkt
Nortriptylin (z. B. Nortrilen®)	Dicumarol	Verlängerte Halbwertszeit von Dicumarol infolge verminderter Biotransformation

Interferenzliste psychotrop wirkender Substanzen (Auswahl) (Fortsetzung)

Agonist	kann interferieren mit	Effekt
2. Monoaminooxydase-Hemmer		
(z. B. Jatrosom®)	fermentierte, tyraminhaltige Nahrungsmittel, z. B. Käse, aber auch geschmorte Bananen, Geflügelleber, Salzheringe, Chiantiwein	Blutdrucksteigerung
	Amobarbital	Ataxie, Kopfschmerz, komatöser Zustand
	Dolantin®	Zerebrale Erregung oder Bewußtseinstrübung
3. Phenothiazinderivate		
leichte und mittelstarke Neuroleptika	β-Rezeptorenblockern	Verstärkung der Blutdrucksenkung
	Antikonvulsiva	Abschwächung der antikonvulsiven Wirkung
	Adrenalin	Abschwächung der vasokonstriktorischen und blutdrucksteigernden Wirkung
4. Weitere Psychopharmaka		
Haloperidol (z. B. Haldol Janssen®)	trizyklischen Antidepressiva	Der sedative Effekt von Haldol Janssen® wird verstärkt
	Lithiumsalzen	Irreversible Hirnschäden nach neurotoxischen Syndromen
Diazepam (Valium®)	Hypnotika	Gefahr der Atemdepression

In Anlehnung an Moderne Medizin, Praxiskalender 1981, Peri Med Verlag, Erlangen

Symptomatik und Therapie der Intoxikationen mit psychotropen Pharmaka *(nach Haase)*

	Symptomatik	Behandlung
Schlafmittel (Barbiturate, Monoureide, Piperidinderivate, Chloralhydrat)	Funktionspsychose bis zum Koma, zentrale Atemlähmung, hypovolämischer Schock (insbes. Barbiturate). Miosis (reagiert – im Gegensatz zu Opiatintoxikationen – noch gering auf Licht); Hyperthermie (prognostisch schlecht!). Cave: isoelektrisches EEG! (vermeintlicher „Hirntod"); postkomatöse Erregungszustände; Entzugsdelir und zerebrale Krampfanfälle nach chronischem Mißbrauch	Basistherapie und Giftentfernung. Analeptika vermeiden! Bei Bromiden reichlich Na-Cl-Zufuhr
Neuroleptika	Funktionspsychose bis zum Koma. Blutdruckabfall; Tachykardie; Mundtrockenheit; Erstickungsanfälle, „akuter Bauch", Hepatose, Thromboseneigung, Diabetesentgleisung. Bei Kombination mit Paraldehyd, Nierenversagen. Große Krampfanfälle. Bei stark potenten auch: Erregungszustände; extrapyramidale Dyskinesien	Allgemeine Maßnahmen. Antiemetische Wirkung beachten, deshalb Magenspülung! Bei extrapyramidalen Symptomen Akineton® i.v.; bei Blutdruckabfall Akrinor®. Bei Krämpfen Diphenylhydantoin oder Valium. Kontraindiziert: Barbiturate, Analeptika

Symptomatik und Therapie der Intoxikationen mit psychotropen Pharmaka (Fortsetzung)

	Symptomatik	Behandlung
Thymoleptika (Antidepressiva)	Atropinartiger Effekt: Mundtrockenheit; Tachykardie; Sehstörungen; Mydriasis; Obstipation; Blutdruckabfall. Herzrhythmusstörungen; delirante oder auch paranoid-halluzinatorische Durchgangssyndrome. Im Koma weite, reaktionslose Pupillen. Herzrhythmusstörungen (Reizbildung, -leitung bis Herzstillstand); Hypotonie; zerebrale Krampfanfälle. Cave: Kombination mit anticholinergen Pharmaka → Ileus! Nortriptylin + Dicumarol → verlängerte Halbwertzeit	Basistherapie und Giftelimination (Magenspülung) Diurese und Dialyse ohne Erfolg! Krampfanfälle: Diphenylhydantoin. Bei Hypotonie Theophyllinpräparate (Ansprechbarkeit auf Noradrenalin und Hypertensin verstärkt. Gefahr von Hochdruckkrisen!). Herzrhythmusstörungen behandeln (Monitorüberwachung!). Kontraindiziert: Barbiturate, Analeptika
MAO-Hemmer	Unruhe; Kopfschmerzen; Blutdrucksenkung; Dyspnoe, Erbrechen; Mundtrockenheit; Lichtscheu; im Koma Zyanose; Hypotonie; zerebrale Krampfanfälle. Unverträglichkeiten beachten!: MAO-Hemmer zusammen mit Tyramin (Käse, Bohnen u.a.) oder sympathikomimetischen Aminen (Schnupfenmittel) oder trizyklischen Antidepressiva führen zu Hochdruckkrisen und/oder Symptomen einer Atropinvergiftung! Bei Kombination mit Antidiabetika (Tolbutamid) Gefahr der Hypoglykämie	Allgemeine Maßnahmen. Bei Hochdruckkrisen Ganglienblocker oder Phentolamin (Regitin®). Bei Krämpfen Diphenylhydantoin. Kontraindiziert: Sympathikomimetika bei Hypotonie; Barbiturate; Opiate

Symptomatik und Therapie der Intoxikationen mit psychotropen Pharmaka (Fortsetzung)

	Symptomatik	Behandlung
Lithium	Übelkeit, Erbrechen, Durchfall, Tremor, Müdigkeit, Schwindel, Dysarthrie, Ataxie, Blutdruckerhöhung. Im Koma muskulöse Zuckungen, Rigor, Krampfanfälle, Schock	Basistherapie und Giftelimination, insbesondere forcierte Diurese. Ab Serumwerten von 2,5 bis 4 mval/l, je nach Alter des Patienten, Dialyse! Wirksamkeit von Na-Cl-Infusionen umstritten; zur Erhöhung der Lithium-Clearance aber 150 bis 300 mval Na-Cl in den ersten 6 Std. empfohlen
Tranquilizer (Benzodiazepine)	Müdigkeit; herabgesetzter Muskeltonus; Hypotonie. Im Koma: Atemdepression, Blutdruckabfall, metabolische Azidose. (Bei Entzug große Krampfanfälle bis Status epilepticus)	Allgemeine Maßnahmen
Distraneurin®	Funktionspsychose bis zum Koma. Hypothermie, Blutdrucksenkung, Atemdepression. (Bei Entzug Delir, zerebrale Krampfanfälle)	Allgemeine Maßnahmen
Atropin	Mundtrockenheit; Haut gerötet; Tachykardie; Mydriasis; Akkomodationsstörungen; Heiserkeit; Schluckbeschwerden; Übelkeit. Im Koma: Krampfanfälle; Atemlähmung. Cave: Synthetische Antiparkinsonmittel wirken in hohen Dosen wie Atropinintoxikation!	Basistherapie und Giftelimination, hohe Dosen von Tierkohle! – Rezeptorenblocker. Prostigmin (1 Amp. = 0,5 mg) oder Mestinon (1 Amp. = 1 mg) initial 2 bis 5 Amp. i.v.; weiterer Bedarf durch i.m. Injektionen. Bei Unruhe und Erregungszuständen sowie Krämpfen → Valium®. Cave: Barbiturate und Opiate kontraindiziert

Symptomatik und Therapie der Intoxikationen mit psychotropen Pharmaka (Fortsetzung)

	Symptomatik	Behandlung
Psychoanaleptika (Coffein, Amphetamin u. a.)	Kopfschmerzen, Übelkeit, Durchfall, Harndrang, Tachykardie. Gesteigerte Wachheit mit psychomotorischer Unruhe bis zu Erregungszuständen, paranoid-halluzinatorischem Syndrom oder Delir. Zerebrale Krampfanfälle; Nierenversagen	Allgemeine Maßnahmen. β-Rezeptorenblocker. Valium®. Cave: Barbiturate kontraindiziert
Opiate (Opium, Morphin, Heroin, Dolantin®, u. a.)	Übelkeit, Erbrechen, Bradykardie und Blutdruckabfall, Miosis, zerebrale Krampfanfälle; Atemlähmung	Basistherapie und Giftelimination. Theophyllinpräparate (z. B. Akrinor®, Euphyllin®). Spezifischer Antagonist: N-Allyl-normorphin (Lorfan®) 0,5–2 mg i.v., gegebenenfalls alle 10–15 Min. wiederholen bis max. 5 mg (Nalorphin höher dosieren); Atemhilfe. Bei Krampfanfällen Diphenylhydantoin. Cave: Barbiturate, Analeptika kontraindiziert
Haschisch, Marihuana	Tachykardie, Absinken des Blutdruckes, Kopfschmerzen, Schwindel, ataktischer Gang; Gleichgewichtsstörung, psychomotorische Unruhezustände, Delir; Angstzustände und Wahnideen	Allgemeine Maßnahmen. Cave: Barbiturate kontraindiziert

In Anlehnung an: Moderne Medizin, Praxiskalender 1981, Peri Med Verlag, Erlangen

Begleitwirkungen und Komplikationen bei der Therapie mit Psychopharmaka — Somatische

	Tricyclische Antidepressiva	mittelstarke Neuroleptika	starke Neuroleptika	Tranquilizer Meprobamat u. a.	Benzodiazepine
Blutbildveränderungen					
a) Agranulocytose	+ +	+ + +	+ +	+ +	
b) passagere Leukopenien, relative Lymphocytosen, relative Monocytosen	+	+ +	+		
Leberschäden, insb. Ikterus (cholestatisch)	(+)	+ +	(+)		
Dermatosen					
a) hyperergisch bedingt	+	+ +	+		
b) Photosensibilität	(+)	+ + +	+		
Thrombose-Neigung		+ +	+		
Endokrine Wirkungen					
Menstruationsstörungen		+ +	+ +		
Galaktorrhoen	+ +	+ +			
Libidoreduktion		+ +	+ +		

H. Hippius, W. Mauruschat, in „Deutscher Ärztekalender 1969". Urban & Schwarzenberg, München, Berlin, Wien

Begleitwirkungen

Zeitpunkt des Auftretens	Prophylaxe	Therapie	Bemerkungen
besonders 5.–10. Behandlungswoche		sofortiges Absetzen der Psychopharmaka	keine Agranulocytose bei Butyrophenonen! Besonders häufig bei Frauen über 35 Jahre. Blutbildkontrollen in den ersten 10 Behandlungswochen 2× wöchentlich!
während d. ges. Therapiedauer mögl., bes. in den ersten Behandlungswochen		keine	Blutbildkontrollen! Cave Agranulocytose!
bevorzugt 2.–4. Behandlungswoche		Leberschutz-Therapie, evtl. Absetzen der Psychopharmaka	bes. häufig bei Chlorpromazin beobachtet. Keine Leberschäden bei Butyrophenonen
bevorzugt 2.–4. Behandlungswoche	Vermeidung von Hautkontakt mit Wirkstoffen	Antiallergische Therapie	bes. bei Frauen, Schutz d. Pflegepersonals! Bes. bei Chlorpromazin und Imipramin beobachtet
nach langdauernder Therapie (hochdosiert)	Vermeidung von starker Sonnenbestrahlung	Antiallergische Therapie	
während der gesamten Therapiedauer möglich	Aufstehen; Bewegungsübungen bei Bettlägerigen, übliche Thromboseprophylaxe	übliche antithrombotische Therapie	
nach langdauernder Therapie			
nach langdauernder Therapie			
während der gesamten Therapie			

Vegetative Begleitwirkungen verschiedener Psychopharmaka-Gruppen

	Tricyclische Antidepressiva	mittelstarke Neuroleptika	starke Neuroleptika	Tranquilizer	
				Meprobamat u. a.	Benzodiazepine
Vegetative Wirkungen					
„atropinartige Wirkungen"	+++	++			
Trockene Schleimhäute	+++	++			
Mydriasis	+++	++			
Akkomodationsstörungen	+++	++			+
Hyperthermie	+++	+	++		
Hypohidrosis	+++	++	+		
Tachykardie	+++	++	+		
arterielle Hypotension (Neigung zu orthostatischen Dysregulationen, Gesichtsblässe)	+++	++	+		+
Miktionshemmung	+++	++	+		+
Magen-, Darmstörungen (Obstipation)	+++	++	+	+	
Hypersalivation		++	+++		
Salbengesicht		++	+++		
vermehrter Tränenfluß	vegetat. Wirkungen b. Parkinson-Syndrom	++	+++		
Hyperhidrosis		++	+++		
Miosis		++	+++		
Hypothermie		++	+++		

Zeitpunkt des Auftretens	Prophylaxe	Therapie	Bemerkungen
besonders bei Therapiebeginn oder abrupter Dosisänderung, Abschwächung im weiteren Verlauf der Therapie	einschleichende Dosierung		Anticholinerge Wirkungen bei starken Thymoleptika, besonders bei Reserpin!
		Antihypotensiva von Noradrenalin-Typ [Effortil®, Akrinor®] Cholinergica, z. B. Doral®	
besonders bei Therapiebeginn oder abrupter Dosissteigerung	einschleichende Dosierung	Dosisreduktion („Dosisanpassung") und/oder anticholinergisch wirkende Medikamente, z. B. Biperiden (Akineton)	

Neurologische Begleitwirkungen (extrapyramidal-motorische Wirkungen)

	Tricyclische Antidepressiva	mittel starke Neuroleptika	starke Neuroleptika	Tranquilizer	
				Meprobamat u. a.	Benzodiazepine
a) Parkinson-Syndrom „Akinetisch-hypertones Syndrom"					
Verlust der Spontanaktivität (Akinese), Rigor, Hypomimie		+ +	+ + +		
Kau-, Schluck- und Sprechbehinderung		+ +	+ + +		
Tremor (feinschlägig)	(+)	+ +	+ + +		
Koordinationsstörungen	(+)	+ +	+ + +	+	+
b) Akathisie/Tasikinesie „Hyperkinetisch hypotones Syndrom"					
rhythmische Bewegungsstereotypien		+ +	+ + +		
motorische Turbulenz		+ +	+ + +		
c) Paroxysmale Dyskinesien „Hyperkinetisch dystones Syndrom"					
Blick- und Schauanfälle		+ + +	+ + +		
Torsionsdystone Anfälle		+ + +	+ + +		
Trismus		+ + +	+ + +		
Zungen-Schlund-Syndrom		+ + +	+ + +		
Opisthotonus		+ + +	+ + +		
d) Dyskinetische Dauersyndrome		+ +	+ + +		
e) Tonisch-klonische Krampfanfälle	+	+	+		

Zeitpunkt des Auftretens	Prophylaxe	Therapie	Bemerkungen
bei Neuroleptika im Behandlungsbeginn o. bei abrupten Dosissteigerungen während der gesamten Therapie	einschleichende Dosierung	Antiparkinson-Mittel z. B. Biperiden (Akineton)	
bei Therapiebeginn oder abrupten Dosisänderungen	einschleichende Dosierung	Dosisreduktion oder zeitweise Unterbrechung der Therapie mit Neuroleptika; Übergang auf mittelstarke Neuroleptika	Cave: Dosiserhöhung wegen zunehmender ‚Unruhe'
im Behandlungsbeginn (meist 1. Behandlungswoche) o. bei abrupten Dosissteigerungen	einschleichende Dosierung	Antiparkinson-Mittel	meist harmlos, ambulante Therapie meist ausreichend
meist nach langdauernder Therapie mit Neuroleptika	Prophylaxe fraglich: Vermeidung hoher Dosierung	leichte Neuroleptika, Diazepam, Tiapride (cave: Antiparkinson-Mittel)	wahrscheinlich dosisabhängig
bei Überdosierung während d. ges. Therapieverlaufs, bes. aber bei Therapiebeginn	Cave: Überdosierung	Dosisreduktion, antikonvulsive Therapie (cave: Barbiturate!)	Bei Tranquilizern und Psychotonika nur Entzugssymptom!

Psychische Begleitwirkungen

	Tricyclische Antidepressiva	mittelstarke Neuroleptika	starke Neuroleptika	Tranquilizer	
				Meprobamat u. a.	Benzodiazepine
a) Sedierende Wirkung	+ +	+ +	+	+	+
b) Getriebenheit und Schlaflosigkeit (bis zur Turbulenzphase)	+ + +	+	+ + +		
c) Dysphorische Verstimmungen	+ +	+	+ +		
d) Exogener Reaktionstyp („symptomatische Psychosen")					
– delirante Syndrome	+ + +	+ +	+ +	+	
– amentielle Syndrome	+ +	+	+		
e) „Durchgangssyndrome" (Wieck)					
– paranoidhalluzinatorische	+ +				
– depressive		+ +	+ + +		
– manische	+ +				

Zeitpunkt des Auftretens	Prophylaxe	Therapie	Bemerkungen
besonders zu Beginn der Therapie			
Thymoleptika: bei Therapiebeginn. Neuroleptika: bei längerer Therapiedauer (zugleich mit Akathisie)	Vermeidung von Überdosierungen, einschleichende Dosierung	Thymoleptika: evtl. Kombination mit Neuroleptika. Sonst Dosisreduktion	als seltene paradoxe Wirkung von Tranquilizern. Überdosierung von starken Neuroleptika
nach langdauernder Therapie			bei Tranquilizern nur in der Entzugsphase
besonders zum Therapiebeginn	u. U. m. Dihydroergotamin (DHE) Vermeidung von Kombination mit anderen enzephalotropen Substanzen	Absetzen der Psychopharmaka Delir: Chlormethiazol (Distraneurin) Paraldehyd	Disposition: Lebensalter > 50 Jahre. Hirnschädigungen (z. B. arteriosklerotische)
vorwiegend bei Dauertherapie, während d. ges. Therapiedauer möglich	zusätzlich Neuroleptika (mit geringer anticholinerg. Wirkung)	Schwache und/oder starke Neuroleptika	
		Neuroleptika kombiniert mit Antidepressiva (Zwei-Zügel-Therapie)	
	zusätzlich Neuroleptika (mit geringer anticholinerg. Wirkung)	Schwache und/oder starke Neuroleptika	

Psychische Begleitwirkungen (Fortsetzung)

	Tricyclische Antidepressive	mittelstarke Neuroleptika	starke Neuroleppika	Tranquilizer	
				Meprobamat u.a.	Benzodiazepine
f) „Wesensänderungen"					
— Antriebs- und Affektinsuffizienz		++	+++		
— Hirnorganisches Psychosyndrom	++	++	+		
g) Abhängigkeit erzeugende Wirkung (Entzugssymptome)				++	(+)

Zeitpunkt des Auftretens	Prophylaxe	Therapie	Bemerkungen
bei langdauernder Therapie, u. U. nach Absetzen der Medikamente fortbestehend			
nach längerer Therapiedauer	Beachtung des Indikationsbereiches!	Therapie von Entzugssymptomen wie bei anderen Abhängigkeiten	

Anleitung zur Abfassung einer psychiatrischen Krankengeschichte

Ausgangspunkt für jede ärztliche Untersuchung ist das ärztliche Gespräch, das im allgemeinen von den Beschwerden des Patienten ausgeht.
Bei psychiatrischen Patienten ohne Krankheitseinsicht und ohne Krankheitsgefühl kann es manchmal notwendig sein, das Gespräch mit völlig anderen Themen zu beginnen.
Zum Schluß der — manchmal sich über mehrere Untersuchungen hinziehenden psychiatrischen Exploration — muß jedoch immer ein möglichst umfassender Überblick über

1. den psychopathologischen Querschnittsbefund,
2. die Krankheitsvorgeschichte und
3. die Lebensgeschichte des Patienten

vorliegen.
Die Exploration kann man von Patient zu Patient anders gestalten — am Schluß müssen die zur Beurteilung jedes Einzelfalls dienenden Informationen vergleichbar umfassend sein. Hierzu sind in den letzten Jahren „standardisierte psychiatrische Interviews" und andere Untersuchungsinstrumente entwickelt worden. Für den praktischen Gebrauch ist es jedoch am zweckmäßigsten, wenn man von einer Zusammenstellung der Themen und Sachverhalte ausgeht, deren Kenntnis für die psychiatrische Beurteilung eines Patienten notwendig ist. Solche „Stichpunkt"-Übersichten sind an verschiedenen psychiatrischen Kliniken gebräuchlich. Sie geben einen brauchbaren Überblick über die Gesichtspunkte, die eine psychiatrische Krankengeschichte oder ein psychiatrischer Arztbrief berücksichtigen sollte. Als Beispiel wird die Sammlung der Gesichtspunkte wiedergegeben, die an der Psychiatrischen Klinik der Universität München von deren Mitarbeitern zusammengestellt worden ist.

Krankengeschichte

1. **Jetzige Erkrankung:**
   Symptomatik (psychisch und somatisch)
   Schilderung der Beschwerden bzw. Anlaß der Aufnahme

   Eingehende Darstellung der Symptome, auch an Hand von konkreten Beispielen und Situationen, Wiedergabe spontaner Äußerungen. Beschreibung des Verhaltens des Patienten und Charakterisierung der Gesprächssituation.

   Auslösende Situation
   Beginn und Entwicklung der jetzigen Symptomatik
   Reaktion auf die Symptome und Verarbeitung

2. **Zeittafel familiärer und persönlicher Grunddaten:**
   Familie: Vater, Mutter, Geschwister, weitere Familienangehörige
               Angaben über Name, Alter, Beruf, Familienstand (ggf. Todesalter, Todesjahr, Todesursache)
   Patient: Angaben über Geburt, Stellung in der Geschwisterreihe, Kindheit, Schule, Beruf, Ehe, Kinder

3. **Biographische Anamnese:**
Charakterisierung der **Eltern** und anderer **Bezugspersonen,** Verhältnis zu den **Geschwistern**

Kindheitsentwicklung, Pubertät, Adoleszenz
Geburt
Frühe Kindheit
Verhalten als Säugling, Stillgewohnheiten der Mutter
Zeitpunkt des Zahnens, Gehen- und Sprechenlernens und Sauberwerdens
Allgemeiner Gesundheitszustand, Familienatmosphäre
Pathogene Umweltfaktoren, neurosefördernde Frühbedingungen
Aufenthalt in Heimen oder Krankenhäusern, ,,broken home", Sauberkeitserziehung, Versagungen, Verwöhnungen
Neurotische Symptome im Kindesalter
Kindheitsängste
Spätere Kindheit
Latenzperiode
Pubertät
Adoleszenz

Sexualanamnese
Menarche, Menstruation (Letzte Regel), Menopause
Schwangerschaften, Geburten, Fehlgeburten
Infantile Sexualphantasien, Doktorspiele, Masturbation, sexuelle Aufklärung
Sexuelle Beziehungen, Perversionen, Promiskuität, Einstellung zur Sexualität
Ehe, Familienplanung

Soziale Entwicklung
Alter, Beruf und sozialer Status der Eltern
Soziales Milieu, in dem der Patient aufgewachsen ist
Einschulung, Schulbildung, sonstige Ausbildung
Berufsausbildung, Wehrdienst
Soziale Anpassung und Bewährung, Muttersprache, sprachliche Einordnung
Rollenübernahme, Freundschaften, Lebensstil
Religiöse und ethische Orientierung, Weltanschauung
Bisherige Lebensbewältigung, Bewältigung von Schwellensituationen

Jetziger sozialer Status
Berufliche Stellung, Einstellung zur aktuellen beruflichen Situation
Beschäftigungsdauer, Größe und Finanzierung des Haushalts, Wohnverhältnisse
Zivilstand, Zahl der Kinder

Selbstcharakterisierung

Charakterisierung von weiteren Bezugspersonen
z. B. Freund(in), Verlobte(r), Ehefrau, Ehemann, Kinder
Stabile Objektbeziehungen

4. **Erkrankungen in der Familie:**
   Psychische Erkrankungen und Auffälligkeiten bei Verwandten ersten Grades und bei ferneren Verwandten
   Somatische (besonders auch neurologische) Erkrankungen
   Erkrankungen der Mutter in der Gravidität

5. **Frühere psychische Erkrankungen:**
   Zeitpunkt, Dauer, Art und Behandlungsweise früherer psychischer Störungen und Erkrankungen, vorausgegangene Suicidversuche
   Bisherige Zahl abgrenzbarer Erkrankungsmanifestationen und stationärer Aufnahmen in psychiatrischen Abteilungen
   Übersicht der bisherigen Vorbehandlung mit somatischer Therapie (Psychopharmaka, Heilkrampf) und Psychotherapie oder Verhaltenstherapie

6. **Somatische Anamnese:**
   Kinderkrankheiten
   Erkrankungen des ZNS
   Frühkindliche Hirnschäden, zerebrale Anfälle, Schädel-Hirn-Traumen
   Zerebrale Durchblutungsstörungen, delirante Syndrome
   Entzündliche, toxische und raumfordernde Hirnerkrankungen
   Venerische Infektionen
   Endokrine Erkrankungen
   Sonstige somatische Erkrankungen, Operationen, Unfälle
   Gynäkologische Erkrankungen und Operationen
   Vegetative Funktionen
   Schlaf, Appetit, Verdauung, Miktion, Schweißsekretion, Speichelfluß
   Genußmittel
   Medikamente und Drogen (Art, Dosis und Dauer)

7. **Fremdanamnese:**
   Kurze Charakteristik des Berichtenden, Angaben zur Person und zu seiner Beziehung zum Patienten
   Hinweis, zu welchen Abschnitten der Krankheitsgeschichte Angaben gemacht worden sind

8. **Psychischer Status**
   Äußere Erscheinung
   Vigilanzlage und Orientiertheit
   Antrieb und Psychomotorik
   Interpersonaler Kontakt
   Gefühle und Stimmung
   Wahrnehmung und Wahrnehmungsstörungen
     Illusionen
     Halluzinationen
     Coenästhetische Symptomatik
   Konzentration und Gedächtnis
   Denken und Denkstörungen
     Formal
     Inhaltlich
   Intelligenz
   Ich- und Persönlichkeitsstörungen
   Vitalstörungen
   Subjektives Erleben der Krankheit
   Suizidalität
   Psychodynamik, Persönlichkeitsstruktur, Neurostruktur
   Glaubwürdigkeit

9. **Somatischer Status:** (Vordruck)
   Allgemeiner körperlicher Status
   Spezieller neurologischer Status

10. **Diagnose:**
    Diagnostische Überlegungen
    Syndrom, Verlauf und Verlaufsanalyse, Querschnitt/Längsschnitt, Ätiologie, Nosologie
    Differentialdiagnose
    Endgültige Diagnose

11. **Therapie und Verlauf:**
    Eintragungen über den Krankheitsverlauf während des stationären Aufenthaltes, Begründung diagnostischer und therapeutischer Maßnahmen, Gegenüberstellung von Änderungen des psychopathologischen Befundes während des Klinikaufenthaltes unter besonderer Berücksichtigung der Therapie. Bei der Entlassung kurze Überprüfung des psychischen Befundes, Begründung für die Beendigung des stationären Aufenthaltes, Wiedergabe des Entlassungsgespräches mit dem Patienten (bzw. auch mit dessen Angehörigen oder anderen Personen), Stellungnahme zur weiteren Therapie bzw. Betreuung

12. **Epikrise:**
    Name, Geburtsdatum, Aufenthaltsdauer des(r) Patienten(in)
    Diagnose(n) mit ICD-Nr.
    Anlaß der stationären Aufnahme
    Kurze Zusammenfassung wichtiger anamnestischer Angaben
    Somatischer Status bei der Aufnahme
    Untersuchungsbefunde (Labor, Neuroradiologie, Neurophysiologie)
    Psychischer Status und Exploration bei der Aufnahme
    Falls erhoben, Daten der tiefenpsychologischen Exploration
    Art der Behandlung und Verlauf während des stationären Aufenthaltes
    Diagnostische Überlegungen (Syndrom, ätiologische Faktoren, Differentialdiagnose)
    Stellungnahme zur Entlassung, Therapie, Rehabilitation, falls möglich auch zur Prognose

H. Hippius